腰椎回正神奇自癒操

健康生活指數就看腰

黃雅玲 著
董振生博士 指導、監修

見證故事

“他（她）們都練了腰椎體操”

骨盆歪斜的中年女性50歲

坐著時會感到胸悶，眼白的部分偏黃，腳板會經常性偏外側滑動，容易踢到腳的小趾，肚子會鼓鼓的，做過腰椎體操後，躺下時背部原本有點懸空，變得完全服貼，原本鼓起的肚子也馬上消下去。

凸小腹又腹瀉的女性造型師32歲

身形極瘦卻還有小腹，因吃壞肚子，腹瀉了一週還無法完全停止，練習腰椎操後，當下不用頻頻跑廁所了。

吃纖維還便祕的女老闆45歲

到外國出差三週，回來後竟開始嚴重便秘，有多攝取纖維質，但沒有改善，練習腰椎操三天後，排便開始順暢，而且時間固定，她大呼「釋放的感覺真好」。

閃到腰開始腿麻的退休男性68歲

喜歡打太鼓，他笑稱自己有重聽，這鼓聲隆隆正好。近日搬桌子自覺閃到腰、下背痛，不太敢伸直腰，有段時間走動時就會很痛，小腿後側會麻會痛，持續練習腰椎操後，活動力變強，又到處參加表演。

總是經痛的女性40歲

生理期之前兩天，頭都會痛，本身有子宮內膜異位，且因婚姻問題情緒經常低落，在合併頸椎與腰椎操練習後，覺得身體變輕盈，心情也較有釋放感，「原來我還會笑！」她說。

一直會尿床的男孩13歲

因此缺乏自信，檢查過泌尿功能無異狀，在做過腰椎的調整處理後，平日再練習腰椎操，二週後，尿床次數就減了一大半，一個月後，只要沒有在睡前喝水，就不會尿床。三個月後解除症狀，後來也變得開朗有自信。

早洩變不舉的男性35歲

結婚數年想生小孩卻未果，檢查過身體一切正常，但本身有早洩問題，為了努力生小孩壓力過大，最後變成不舉。後來處理了薦骨，再持續練習腰椎體操，二週後，功能就恢復正常。

臀部大得像飛鼠的新手媽媽30歲

身形苗條，生產完更顯瘦小，但臀型變得前所未有的寬，兩側擠了一大坨肉，就像穿了天然的飛鼠褲，練過一週後，大腿兩側肌肉收進去了，臀部明顯拉提，當下她所穿的長褲竟變鬆了！

目錄

CONTENTS

第二章 腰椎大復活：透過體勢釋放與呼吸，啟動自我修復力

第三章 腰椎回正自癒操＋馬上減痛法

推薦者序

腰椎大作戰

董振生博士

「腰椎間盤突出、腰椎骨質增生」等慢性腰腿痛病人在針灸推拿學科門診占很大比例，而且發病年齡有越來越年輕化的趨勢，早有「病人腰痛，醫生頭痛」之說，足見傳統中西醫療法對該症的力不從心，康復醫學中的腰椎牽引、理療等有較為肯定療效，但往往療程長，病人需長時間往返醫院，在繁忙的現代人看來，很多人花得起錢卻花不起時間，更何況這類疾病往往容易反覆發作，除非康復相關專業人員能教會病人自體運動療法，可有效地預防和或減少復發，達到康復之目的。

腰背肌鍛煉的運動療法在很多復健學說中均有一些介紹，內容大致相似，如中國康復醫學中介紹的動髖、蹬足、昂胸、燕勢、伸腰等均為腰背鍛煉的運動方式，今天雅玲老師所寫的「腰椎回正神奇自癒操」這本書便是集合近16年輕氣功的臨床經驗，結合了大量科研成果，又經反覆篩選，將確為有效的方法，編纂而成本書。在此基礎上同時以Mckenzie力學原理為指導，編排了一套安全兼顧趣味性，同時動作節律優美的運動療法，通過將腰椎不適的人集中訓練的方式，讓他們學會後持續鍛煉，每週3~4次，每次6~10分鐘對慢性腰腿痛的預防和治療只要如法操作，必收良效。

從「頸椎回正操」到本書「腰椎回正操」為了方便讀者自學，雅玲老師特意將言精意深的醫學術語，變成淺顯易懂的大眾語言，其內容簡單易學、安全可靠，既可引廣大養生氣功愛好者入堂登室，在高齡化的現代社會中也可以為中老年人強身防病提供養生及日常鍛煉的練功方法。同時，學好本書內容還可以為親人、朋友施助，不但減輕其病痛，強健身體，並能節省就醫時間及費用，讓老有所為、發揮餘熱更是服務於家庭、社會的好辦法。

哪一個中年人不想身體健壯？哪一個老年人不想健康長壽？青年朋友，你不想在「銀髮族人口占比超過50％」的今天，向父母、向長輩奉獻真誠的祝福嗎？

願本書能使您如願以償。

作者序

“腰，是人生的幸福指數”

黃雅玲作者

多年前某個雨天，準備下公車時，前腳剛要著地，一台加速的摩托車就要衝過來，我趕緊縮起腳往後仰，未料又被急著下車的人往前推，這一來一往，我就像跑旱船似地前後擺動，最終，身體失去重心，在摩托車呼嘯而過的驚險瞬間，右腳硬是歪扭扭的踩地！但，疼，不是當時第一個念頭，而是被驚嚇的狼狽，還有那傾盆大雨來加戲，突然覺得自己苦旦了起來……。

不過真正的悲情是在後來，當時雖然腳踝有點不適了，但過了兩三天，也就不疼了，於是就當這事落幕了，又可以過太平日子啦。可是過一陣，怎麼走著走著，臀部與大腿的連接處會很痛，有時又不會了，右腳也有點不敢使力，久治不癒。後來因緣際會遇到董振生博士，他只不過用食指輕輕按了一下我的踝骨，我就哇哇地大叫：「您在點穴啊？痛耶！」他告訴我問題是因為腳踝引起的，牽連到了骨盆腔與坐骨神經，而我從老師那裡學到的第一招，就是墊腳尖走路。初次見面的我忍住了想笑的念頭，怎麼可能？這樣就可以不痛了！我是來求治的，可不是來練什麼美姿美儀的。說也奇怪，當我真的墊起腳尖走路時，當下臀部的疼找不到了！如今學習體勢釋放的醫學機制多年後，才深深體會其中的奧妙。

先前因為《頸椎回正神奇自癒操》的書出版，北中南有好幾場的示範講座，許多人親自上台練習後，對頸椎操簡單又快速效果，驚訝不已！甚至還有讀者中午剛聽過演講，回去後就教鄰居練習，因為效果好，被對方刮目相看，還開心地在我的粉絲頁上留言分享。愈來愈多人親身印證了自癒操的奇妙，這也是這本書去年才出版四個月，就入選博客來的年度百大暢銷書的原因。

先前寫頸椎書的時候，上天好像要讓我身歷其境似的，讓我的頸椎因為壓力吃了不少苦頭。唯一的優點，就是剛好可以印證頸椎體操有多好用。所以這回我有備而來，天天練習，不讓頸椎被妨礙。但人算不如天算，久坐讓小腹「坐大」，於是腰椎體操來幫忙，讓卡住的拉鍊得以輕鬆拉上。

更重要的是，練習之後，當下就能感受到下半身變得輕盈，心情也愉快了起來。這對我來說是及時雨，因為希望能儘早完稿，好還要更好的自我要求，有時心裡的重擔，體力的透支，就會像烏雲罩頂，讓我突然失去能量，什麼也寫不出來，只想逃。但只要我把腰椎體操練過一遍，心情馬上就好轉了，就那麼短短幾分鐘，經常是我一整天最明亮的時刻，我知道生理可以影響心理，但能實際受用時還是挺欣喜的，於是，托這套自癒操的福，總算讓我順利完成了眾人託付的使命，腰椎的書終於要出版了！

最近，在節目中訪問了某位男歌手，錄完音後，我問他是否身體不舒服？因為臉龐有稜有角的他，右邊臉偏大，還腫腫的，他猛點頭，說自己的確肩頸不舒服很久了，頭也常常脹痛，深為所苦，整個身體的右邊感覺不怎麼通暢。於是我教他將頸椎操練一遍後，他的宣傳在一旁喊著：「耶！你的臉變小了！」他趕緊去照一下鏡子，用不可思議的神情看著我：「怎麼可能？才幾分鐘而已！而且我的頭也不脹了！」對我而言這台詞再熟悉不過了。他緊接著問：「那我的腰很不舒服，也有辦法嗎？」於是，腰椎體操派上用場，才先讓他練習一個動作，就面色轉為紅潤，整個人神清氣爽。他樂得像個孩子似的，那種釋放的舒暢感我很能體會。「雅玲，你…是不是…有某種特殊能力呢？」他神神祕祕地問著，我哈哈大笑起來，說這不是玄學，而是醫學。

雖然動作簡單，看似沒做什麼，但卻同時鬆開關節，控制神經，調度血液，才會如此快速有效果！

後來聽說他天天練習，心情也安定多了，尤其要上鏡頭前，還會練自癒操來瘦臉，調整身型讓拍照效果更好，「雅玲，哪天需要時，我來幫你站台。」我感謝他的好意，我知道許多練習過的人都會變成見證者，但還是得由個人自己來體會吧！

我的任務已完成，而你呢？受腰椎問題所苦的人，想要讓自己健康的人，你是否願意為自己的健康而練習呢！祝福大家都能「腰來健康」、「腰來幸福」。

第一章

「恐怖警訊」

腰椎不正、神經壓迫、循環不良，各種疾病找上門 。

TOPIC 1

“腰椎，掌管人類的第二個腦：腹腦”

脊椎的保養攸關人體健康，在我們的健康接力賽中，輪到接任第二棒的腰椎上場！

有人問我為何頸椎寫完，要接著寫腰椎而不是胸椎？沒錯！按照位置來區分，頸胸腰是整個脊柱的順序。我在《頸椎回正神奇自癒操》一書中所分享的，是放鬆頸椎而且活化顱腦的方法，其實，我們人類還有第二個腦，在演化過程中比大腦還早出現，那就是「腹腦」，包含消化系統在內，只要受脊髓神經控制，都屬於腹腦管轄。

顱腦（中樞神經）可以透過後天的訓練，增強功能，但「腹腦」（脊髓神經）屬於先天，與原始能量有關。上述的兩個腦都跟自律神經有關，人要健康，這兩個腦都得保養好，而腰椎體操就是要活化腹腦，「現代人最是困擾的自律神經失調問題，得先將先天，後天的兩個腦保養好，再強化胸椎的連結，才得以真正解決」。

KEYWORD

辨別！腰椎與頸椎症狀區別

頸椎若不正，除了病在筋骨皮毛，也會使大腦的濡養受到影響，而腰椎若沒有保養好，會直接影響到內臟，因為內臟需要血液補充與淋巴代謝。腰椎的活化與導正，可促進循環、提升內臟的濡養，預防病邪直接侵襲到內臟。病在皮毛還比較容易調整，如果讓病氣深入臟腑，健康會遭受莫大的威脅！

所以，我們要在腰椎最初有疼痛症狀時，就將之攔截化解。

腰椎不好，會從腰痛演變成身體內部疾病

《景岳全書》裡有提到這樣的觀念：「腰部是腎在外的體現，也是全身賴以伸曲轉身之處，由於多條經絡貫通於腎，而外絡於腰脊，所以腎氣一虛，腰部就容易疼痛。」在這裡所說的「腎」，不單只是腎臟而是整體的腎氣。

腰椎是腎氣在外的表現，除了腎之外，從第一節腰椎至尾骨的範圍，還影響著許多內臟，包括脾、胃、腸、膀胱、生殖系統等，腰椎若不正，影響的層面極廣，包括腎氣不足、賀爾蒙失調、容易閃到腰、下背痛、骨盆活動不靈活、刁鑽的坐骨神經痛、不輕易放過你的腸胃潰瘍、難纏的婦科問題，

甚至連帶影響了性功能與生育。

什麼情況下腰椎會有毛病？

症狀1 跌打損傷與腎氣不足

頸椎的問題較多是不良姿勢、生活作息，以及過度使用與壓力造成。但腰椎的狀況，則常見於勞損，雖然也跟姿勢有關，但更關鍵的是循環的問題，尤其是腎氣不足，也就是中醫常說的「腎虛」，腎會虛，就是腎氣不足。

那麼，什麼是腎氣呢？

腎，主管血管收縮與循環，所謂的腎氣就是血管的整體功能，只要收縮異常、循環不良都稱為腎氣不足，這也會逐漸影響到腎臟的功能。雖然，腎氣不足不代表腎臟有問題，不過，久了還是會影響到，造成機能低下，甚至衍生疾病。

腎臟相關的血管數量驚人，人體有多條動、靜脈都流到腎臟裡，兩條大靜脈，多條小靜脈都分佈在腰脊，大大小小的血管，形成一個綿密的網絡，罩著腰椎。所以，腎氣不足對腰椎的影響可想而知。

腰椎若不正，相關的血管、神經、淋巴管，也會受到拉扯或擠壓，造成循環不良，導致營養的輸送、神經傳導、新陳代謝不佳，讓這些器官逐漸產生病症；另一種情況也有可能是內臟已有慢性病，日積月累地連累腰椎的負擔，導致惡性循環。

症狀2 腰比頸部更容易受涼，而造成循環不佳

天冷時，我們下意識會將衣領拉高護住脖子，的確，脖子容易受到風寒影響。但是，很多人忽略，其實要注意的是，腰更容易受寒。因為血管愈大，愈容易受到環境影響，腰部的血管比起頸部更粗，如果受寒，影響程度將比頭頸的血管還要嚴重十倍。腰椎相關範圍一旦氣血循行不良，許多內臟也會

因此得不到足夠的濡養，後果堪慮。

所以，本書一再強調一個很重要的關鍵——自我達到活化與增進氣血的循環，而且簡單、有效。

症狀3 椎間盤壓迫最容易出現在腰椎

腰椎的椎間盤所需承受的力道遠超過我們的想像，當我們往前彎時，力道會增加至150％；提重物時將近250％；尤其是不正確提重物，所負荷的力道竟高達400％。

以下列出常見的活動中，使椎間盤承受的壓力增加的百分比，給大家作為參考，就會知道椎間盤的「壓力」有多大了。

椎間盤壓力增加的活動和百分比

活　　動	壓力增加
咳嗽或施壓	5-35%
大笑	40-50%
行走	15%
側彎	25%
輕跳	40%
前彎	150%
旋轉	20%
以直背屈膝的方式舉起 20 公斤重的東西	73%
以屈背直膝的方式舉起 20 公斤重的東西	169%

KEYWORD

認識腰椎家族：五節腰椎、薦骨、尾骨

除了一至五節的腰椎之外，還包括了薦骨與尾骨，也就是除了腰部，骨盆也是重點！

第一到第五腰椎

與胸椎銜接的第一腰椎，因為身處承先啟後的位置，護著它的肌肉束強而有力，除非是外力的衝撞，否則椎體本身要被拉扯或受損不易；第二節腰椎亦然，這時較常出現的酸痛是因為內臟的問題而間接地影響到腰；第三椎跟肚臍對應，對腸子的功能有關鍵性的影響；第四椎是最需要呵護的，不是因為它有顆玻璃心，而是它的下一節就是第五椎，人家可是有強大的靠山，因為它的隔壁鄰居是骨盆；含載著重要的生殖系統的骨盆，比腰椎更強壯，所以第五腰椎穩得很，因此與第四椎的力量形成較大的落差，在一弱一強的實力懸殊下，造成許多腰椎的「椎間盤問題」就常出現在第四與第五椎之間。

薦骨

再來是薦骨，由五小塊骨頭聯合而成，團結力量大的它是骨盆的主將，勢不可擋。手中的王牌正是生殖系統的守護者，薦骨若有狀況，直接會影響到生殖能力、性功能與婦科的問題。

尾骨

最後是尾骨，雖然迷你，但戰略位置十分關鍵，如果受傷是非常痛苦的，特別是曾因跌倒撞到尾椎的人，很能了解這種心情。不過，因為尾骨位在深處且無法靠自己力量移動（也有人沒有尾骨的），因此本書體操就不設計修復動作。

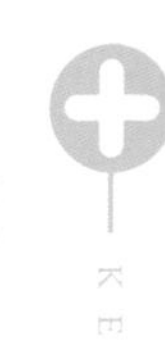

腰椎回正操的特色：伸展＋鬆開

本書推出的頸椎或腰椎的體操，都是屬於體勢釋放的概念。頸椎操我們強調的是優雅、簡單、有效，而腰椎的自我修護體操，同樣有著簡單有效的功能，但動作幅度一定要大。

頸椎的肌肉有兩層，內層肌肉跟骨頭連結在一起，透過體操來控制，動作雖小，就能達到效果。但腰椎的肌肉都很大束，必須儘量伸展，才能真正鬆開。做完腰椎動作會很舒服，氣血循環變好，練完就能立即感受到下半身會變輕，還附帶有瘦身、調整身材效果。

一招就有效：同時調動血液、神經和筋骨

要改善脊椎的問題，不只要處理肌肉、筋骨，更重要的是血管、神經、

淋巴管都得要恢復正常。

我們的體操在調動的就是這三者，一樣透過表皮的神經、血管、靜脈竇的刺激，讓靜脈鬆弛，來調動血液，所以才能快速沖開、以便擴張血管，讓血液流量恢復正常，循環變好。透過腰椎操練習，馬上可以發現，骨盆活動更靈活，活動範圍變大，整體的循環也能變好。

其實，在腰椎有狀況的人中，屬於真正機能出問題的人並不多，反而人較常是因為壓力、姿勢不良、循環不佳所引起的。所以，透過腰椎保養操可以快速提升氣血循環、濡養內臟、活化機能，除了體操之外，本書中還有溫灸與貼紮的輔助，以達到事半功倍的效果。

TOPIC 2

檢查篇：真人示範7個檢查法，「躺著舉舉腳」就能找出問題腰椎

從腰椎第一椎到尾骨共七椎，可以透過自我檢測的方式，了解自己的腰椎哪一節較弱，需要多保養。特別要提醒的是，這些檢測動作的角度非常重要，如需要伸直或九十度角的抬舉時，要盡量符合，因為如此一來，才能夠精準地牽動到相關的肌肉、關節與神經，才得以測試出強弱。當然你也有可能發現，在某一椎的檢測時，做不到標準的動作，甚至會有疼痛感，那就表示該椎有狀況。

第一椎 垂直抬起你的腿

說明 垂直抬腿約 90 度。

若無法抬起或不到位，就表示第一椎有問題。

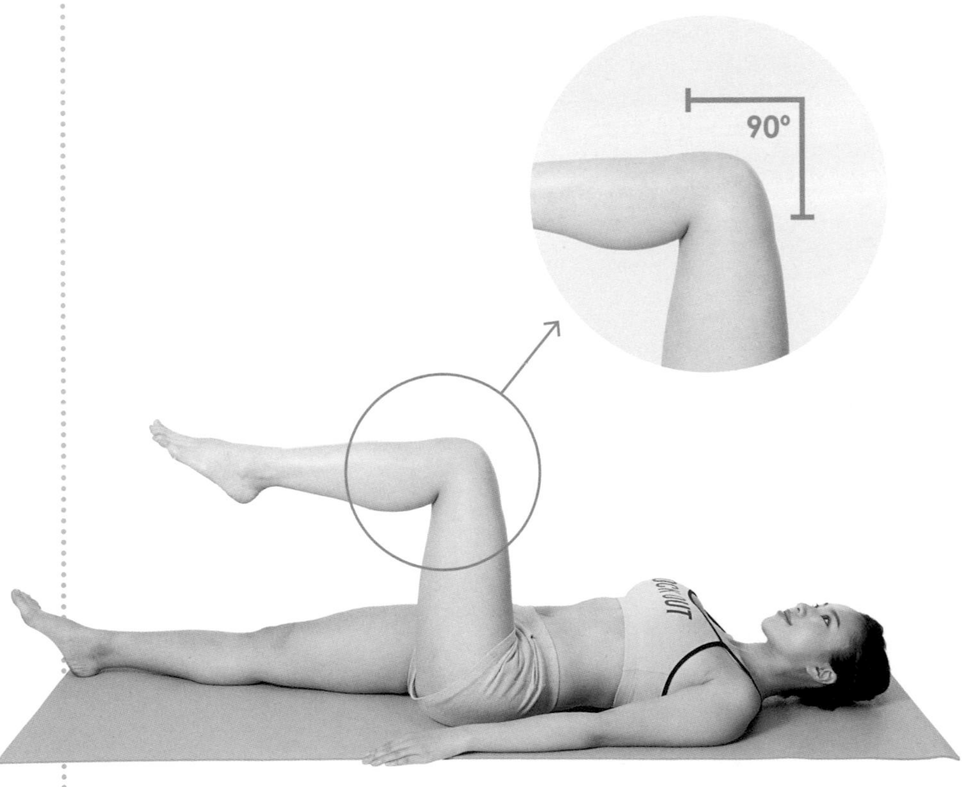

第二椎 橫向抬起你的腿

說明 躺在床上，將腿橫向垂直抬起 90 度，試著緊貼床面。

若無法抬起或不到位，就表示第二椎有問題。

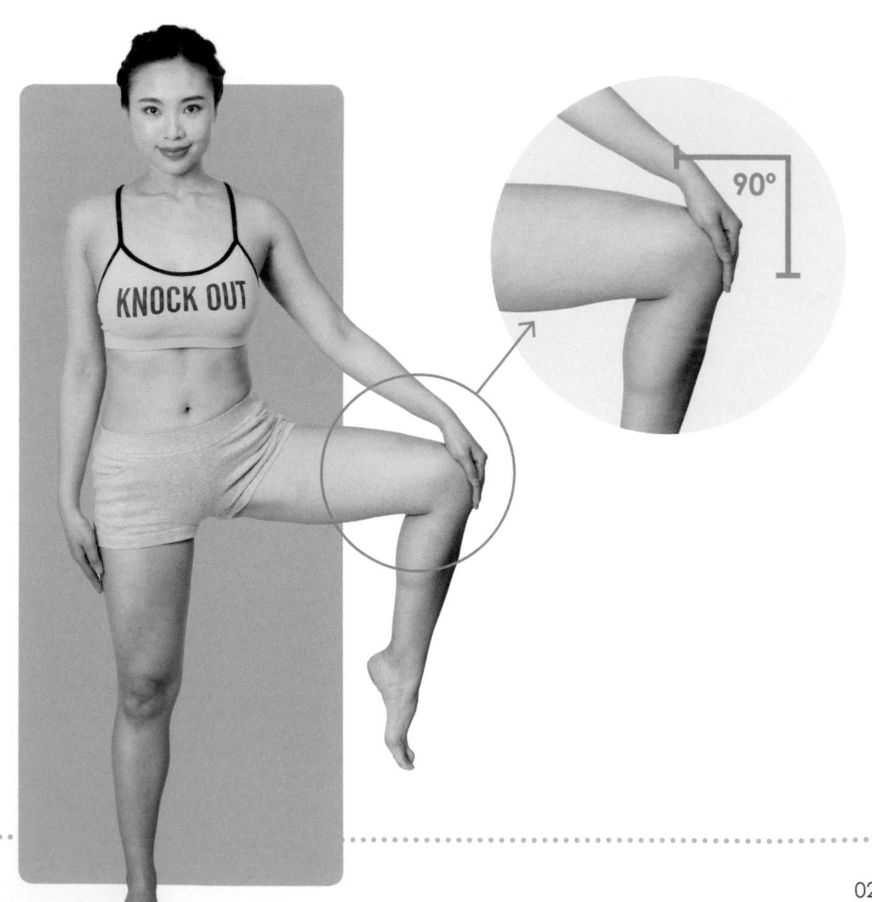

第三椎 曲腿再伸直

說明 躺在床上，往上並曲起 90 度，再往上舉直。

若無法伸直或不到位，就表示第三椎有問題。

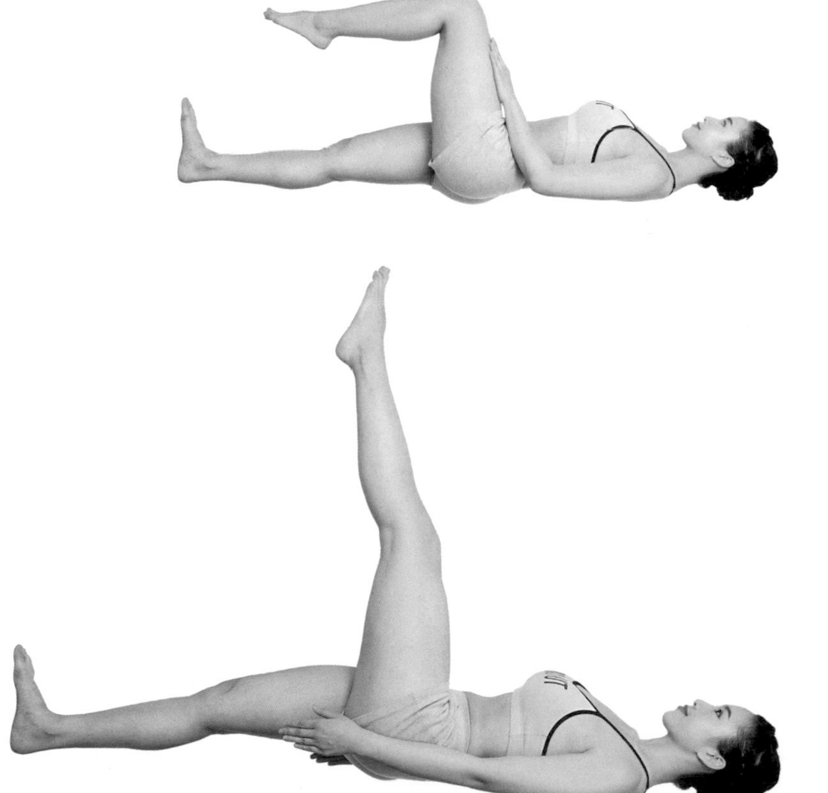

第四椎　腳直伸，再翹起腳板

說明　躺在床上，舉腳往上伸直，翹腳板。

若無法翹起或不到位，就表示第四椎有問題。

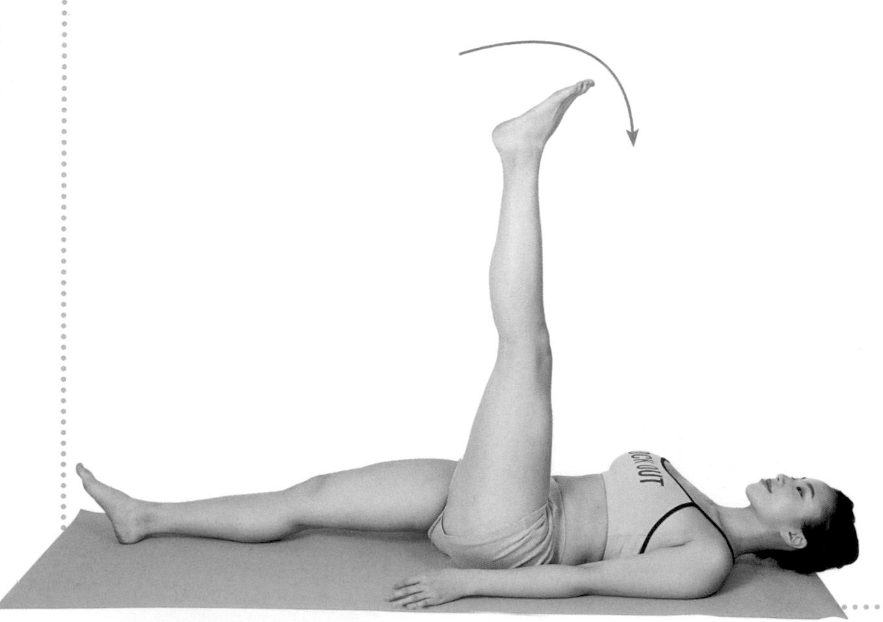

第五椎 腳直伸，再打直腳板

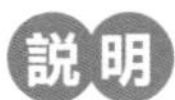

說明 腳直伸出去，但把腳板打直，而不是翹起來。

若無法打直或不到位，就表示第五椎有問題。

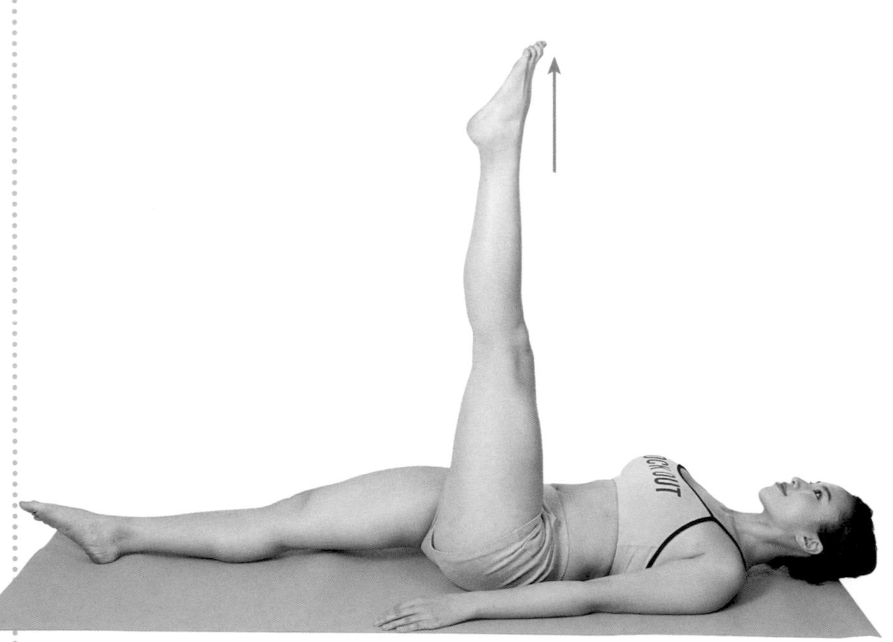

薦骨上半部 轉轉你的腳盤

說明 腳伸直，腳盤（是指整個腳掌，尤其是靠近腳踝處）能夠輕鬆的轉動。

若腳盤無法轉動或不到位，就表示薦骨上半部有問題。 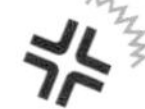

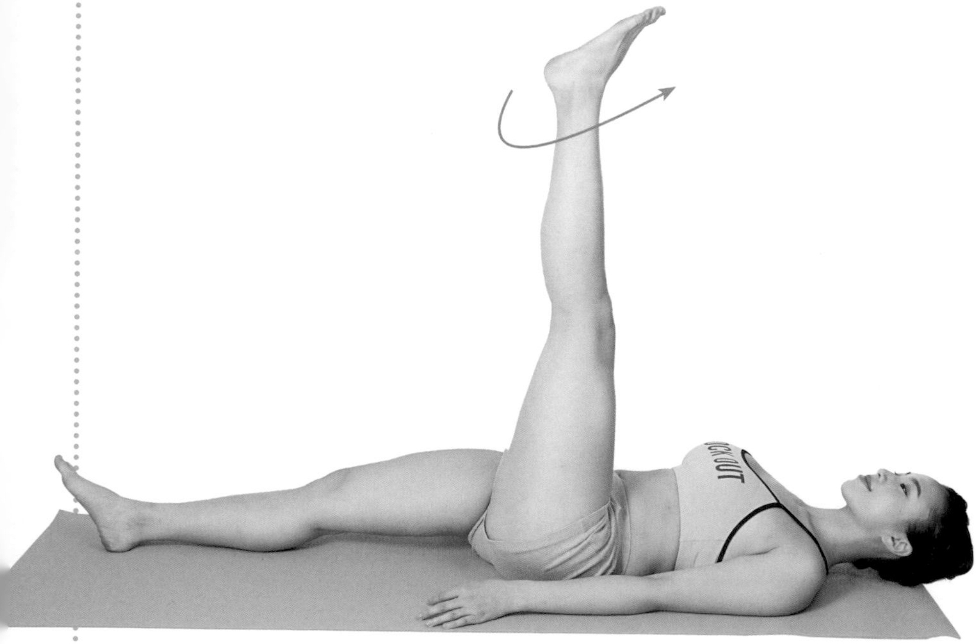

薦骨下半部 彎曲你的膝蓋

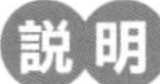

說明 輕鬆的彎曲膝蓋。

若無法彎曲或不到位，就表示薦骨下半部有問題。

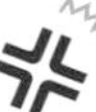

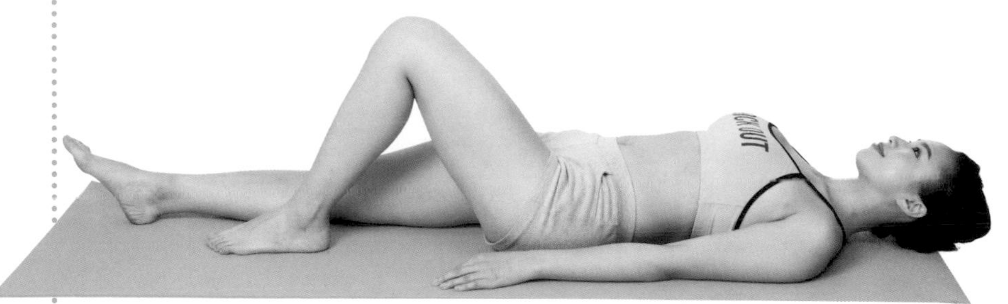

KEYWORD

認識你的腰椎與相對應的疼痛部位

很多人害怕疼痛，其實從正向的角度來看，「疼痛」是一種善意，可以讓我們注意到身體的狀況。

我們的脊椎每一節都有相應的神經，若神經被拉扯或受到壓迫，那麼由它控制的各部位或臟器，也會跟著出現狀況，所以我們可以依此對照出各症狀與神經脊椎的關聯性。

我們的脊椎包括頸椎、胸椎及腰椎

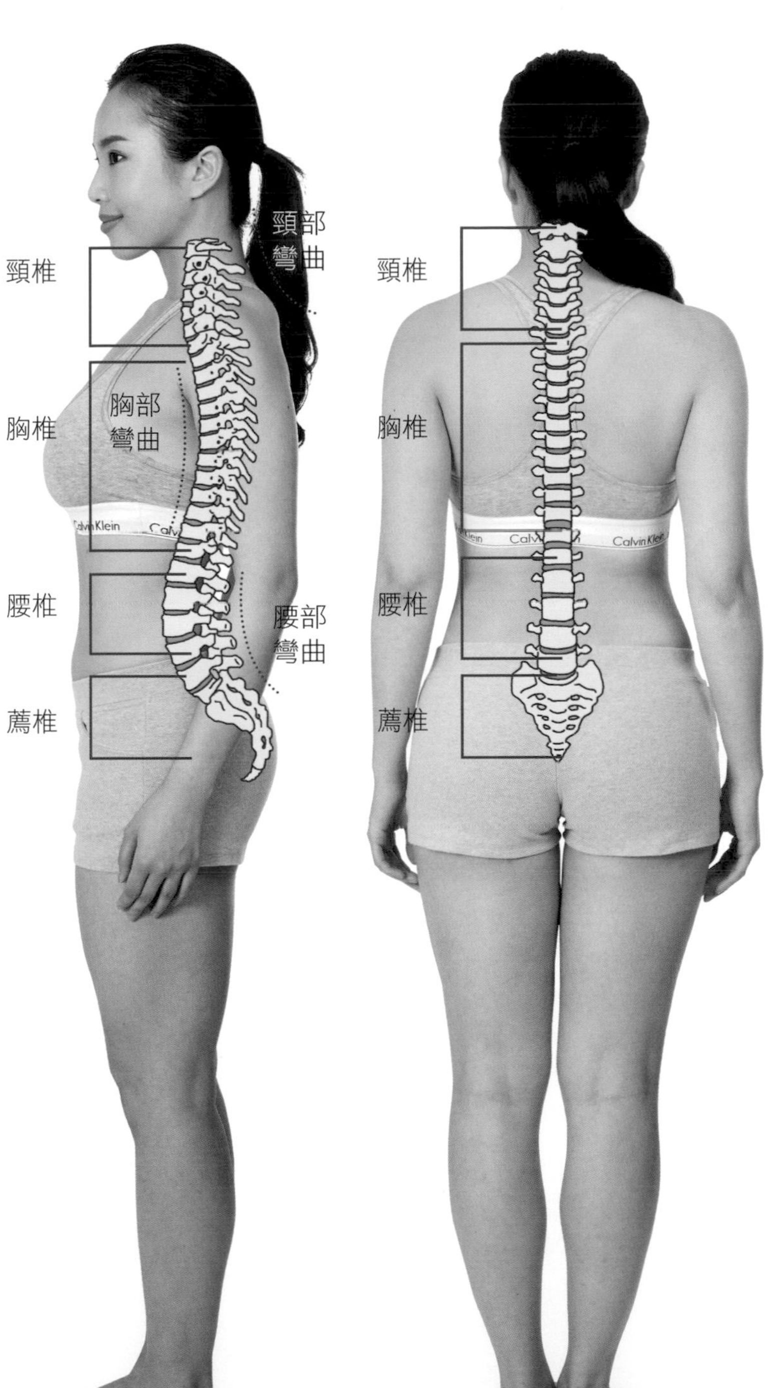

檢查你的腰椎，是哪裡出問題？

第一腰椎

□腸胃不適
□胃脹
□胃悶
□上腹鼓鼓的
□飯後容易昏沉
□腰痛

第二腰椎

□閃到腰
□覺得身體很重
□精力減退
□尿床

第三腰椎

□拉肚子
□腰痛
□排便不順
□閃到腰
□浮腫

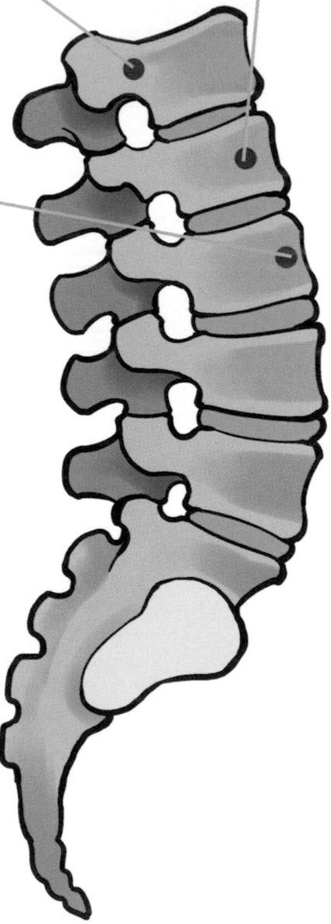

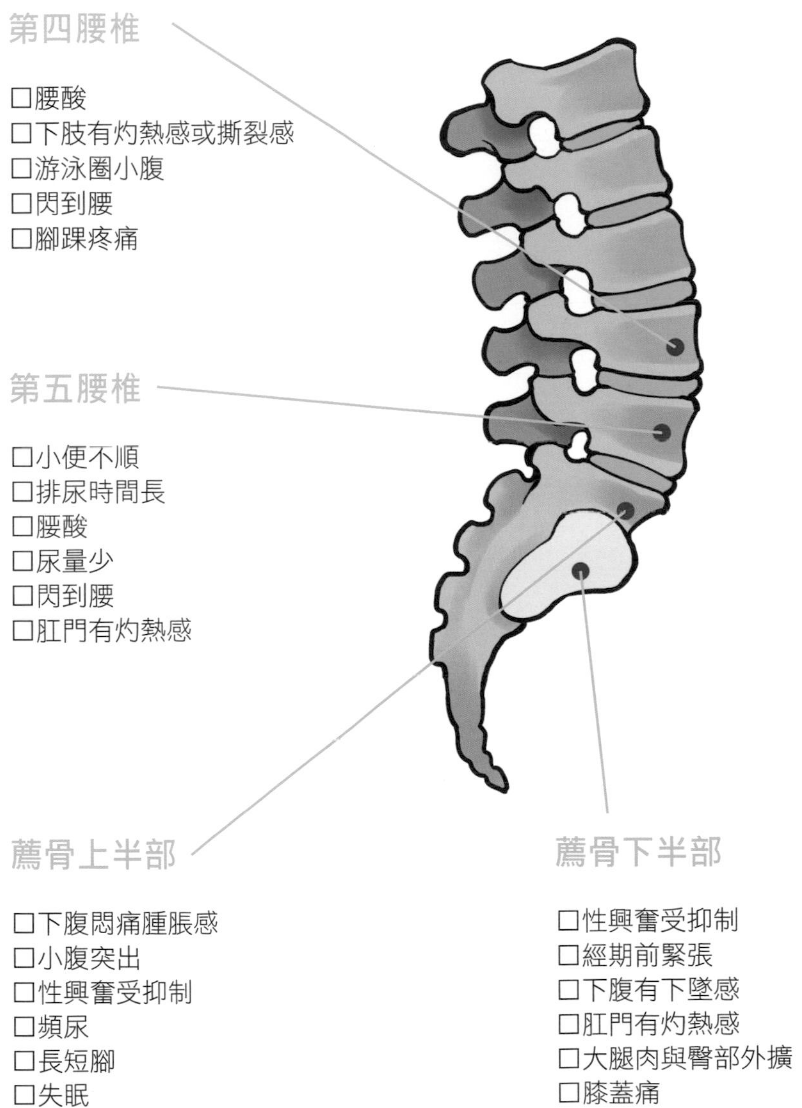
第四腰椎
□腰酸
□下肢有灼熱感或撕裂感
□游泳圈小腹
□閃到腰
□腳踝疼痛
第五腰椎
□小便不順
□排尿時間長
□腰酸
□尿量少
□閃到腰
□肛門有灼熱感
薦骨上半部
□下腹悶痛腫脹感
□小腹突出
□性興奮受抑制
□頻尿
□長短腳
□失眠
薦骨下半部
□性興奮受抑制
□經期前緊張
□下腹有下墜感
□肛門有灼熱感
□大腿肉與臀部外擴
□膝蓋痛

人提早退化，90%是腰不好

從大量的臨床資料統計結果來看，脊柱相關疾病的臨床表現症狀與脊柱節段的支配有一定的規律可循。因此，脊柱相關疾病的診斷主要根據脊神經（包括交感神經）支配的區域來進行脊柱節段的定位。

腰椎所支配器官及相關症狀一覽表如下：

腰椎對應器官與症狀

神經	控制部位及臟器	神經被壓迫或受累之後果
第一腰椎	卵巢、子宮、膀胱、輸尿管、陰莖	結腸炎、便秘、瘧疾、腹瀉、下腹部疼痛、輸尿管炎、血尿、疝氣、腰痛、腰軟無力
第二腰椎	子宮、卵巢、輸卵管、陰莖、輸精管、盲腸	卵巢炎、輸卵管阻塞、腹痛、闌尾炎、便秘、痙攣痛、呼吸困難、皮炎、靜脈曲張小腸脫垂、腰痛
第三腰椎	膀胱、子宮、卵巢、輸卵管、膝、前列腺、陰莖、輸精管	膀胱炎、月經不調、流產、膝痛無力、腰兩側痛、腹痛

第四腰椎	坐骨神經、膀胱、子宮、前列腺、乙狀結腸、直腸	坐骨神經痛、腰痛、腿痛、腳痛、膀胱炎、排尿痛、月經不調、痔瘡、腹瀉、腹脹、便秘
第五腰椎	子宮、膀胱、前列腺、精囊、乙狀結腸、直腸、足	坐骨神經痛、痔瘡、膀胱炎、腿腳部血液迴圈不良、腿麻、腳趾麻無力、踝關節痛、小便不利、遺精、月經不調
薦骨第一節	直腸、肛門、大腿後側、前列腺	骶髂關節炎、脊柱變形彎曲、痛經、排尿異常、前列腺炎、性功能低下
薦骨第二節	子宮頸、陰道、陰莖勃起、射精、直腸、肛門、膀胱	胃病、疥癬、痔瘡、植物神經功能紊亂
薦骨三至五節	子宮頸、陰道、陰莖勃起、射精、直腸、肛門、膀胱	骶髂關節炎、脊柱變形彎曲、痛經、排尿異常、前列腺炎、性功能低下、胃病、疥癬、痔瘡、植物神經功能紊亂
尾骨	直腸、尾椎、肛門	肛門炎、尾骨痛、直腸炎、痔瘡、肛門瘙癢症

腰力快測法：握個手就知道腰椎好不好

當手掌需要用力、要出力或打鬥、與人握手都要從腰椎出力。如果有人説腰痛時，試著先握個手，測試一下便知是不是腰椎出狀況。若對方手緊握時無力，又伴隨著腰痛，表示腰椎有狀況。

這個測試，請正常施力即可，千萬別為了愛面子，硬是使出全力，齜牙裂嘴，一副要將別人的手當成橘子擠出汁那樣喔！

腰椎有狀況的人，與人握手時容易無力

第二章

透過體勢釋放與呼吸，啟動自我修復力

TOPIC 1

為什麼"腰椎操"可以解決你多年的困擾？

KEYWORD

找出問題的根本，是改善健康最有效的方法

每次在現場示範講座的時候，總有人問我：「為什麼當下只做了一個動作，效果就能馬上感受到？」讓我用個故事來回答。

動物園裡，幾個工人再一次的將某個園區的圍籬加高，因為袋鼠老是跑出去。看著愈來愈高的籬笆，隔壁的長頸鹿忍不住問袋鼠：「欸，這回架這麼高，你們以後大概溜不出去了吧？」只見袋鼠賊兮兮地笑著，「這得看他們是不是又忘記鎖門了……。」

啟動自我修護力，就能輕鬆獲得健康

想要改善健康，有時比我們想像的還要簡單：看到問題的根本，用最直接而且簡單的方式達到效果。

本書的養生保健方法與概念，源自董振生博士，多年來的研究與臨床印證，他所主張的醫學保健思維，就像是：「若有個人被打傷了，與其追殺對方，倒不如先提升自己的戰鬥力。」

因此，當我們遭受病毒時，與其想方設法的殺死病毒，把它消滅，不如增加自我抵抗力。

中醫講究扶正去邪，之所以被打就是本身太弱，所以，不是治療那個病，而是讓人恢復正常，讓氣血循環變好，讓病毒混不下去！

所以，本書一直強調啟動自我修護的能力，當恢復身體原來機制時，自然就能獲得健康。

本體誘發腰椎回正，進一步促進大腦活化

這套腰椎操不是直接治療病症，而是透過本體感覺的誘發，達到腰椎的活化與保養，腰椎正常後，腦部也會恢復正常，大腦高級皮節神經就會活化。

在生理的機制中，骨頭由肌肉控制，肌肉由神經控制，神經由腦部控制，所以，透過本體感覺的衝動來控制腦部，由此啟動自我療癒的機制。

KEYWORD

腰椎操為何有效？

血液將人體需要的營養與各種物質運輸到全身，維持著人體需要的運作，並調節人體的新陳代謝，以及生長、發育、生殖等重要的基本機能，而且血液中的免疫物質與淋巴細胞更是免疫的功臣，所以，血液的質量適當，對身體的機能有著關鍵性的決定。若某個器官或組織缺血，相關的濡養、防護、新陳代謝的機能等，也會直接受到衝擊。腰椎體操能適度地調節血液，讓身體的濡養恢復正常。

運用血液共振的概念，誘發身體的免疫修護機制

身體的臟腑器官都有頻率，但就像一個合唱團一樣，如果大家各唱各的調，節奏也不一樣，這歌可就讓人聽不下去了。

我們的身體也一樣，各系統之間的頻率和諧，才能擁有健康，所以要有個總指揮，來決定要用什麼速度與節奏，而「心跳」就是這個指揮。

心臟每跳動一下就會有個血液的脈衝，好比某種震波，每一次脈衝都會刺激每一椎脊椎，一階接著一階，就跟彈鋼琴的概念一樣，一串滑音下來，若有個按鍵彈不動、卡住了，發不出完整的聲音，也無法繼續順暢地向前推進，還有，震波一旦受到了阻擋而反彈，也會有慢性的回傷！血液的脈衝不順暢，我們身體的頻率就不對了！如果將每個琴鍵都修好了，一路通暢每個跳動都沒有阻礙，身體就恢復正常的頻率，機能也得以提升。

即時修正身體不適，以免日積月累而無法補救

有的人雖然知道自己要多休息，或者避免某些姿勢，但有些因為職業傷害引起，像是搬運工、整天坐在車上的職業駕駛、作業員、美髮師、維修技師等，他們的工作不能避免腰椎勞損，因為日子得過下去。

還有許多人，因脊椎本身的活動量大，隨時都有可能因為姿勢不良、生活作息不當，而產生不適，若是放任不管，長此以往，等到腰椎出問題、脊椎側彎、椎間盤凸出了，坐骨神經被壓迫，甚至萎縮了，這時才來後悔，亡羊補牢，勞心傷財。

所以，本書提供的是即時、快速又有效的方法，在家就先能舒緩，就像每天都會有垃圾產生，如果能隨時清理，也不致於堆積如山，百病叢生。

簡單又不耗體能的腰椎操，連年長者都可以安全進行

這套脊椎的保養操因為都是躺著練習，在最不消耗體能的情況下，安全性也高，再加上動作極為簡單，即使是比較沒力氣的年長者，也都能練習，而透過腰椎保養操，更可以提升氣血循環。

許多人在練習後立即有所感覺，像是：胃腸馬上有蠕動、下半身變輕、臀型的線條緊實、精神變好等，都是腰椎操帶來的好處與改變。

除了體操外，本書還有溫灸與貼紮的輔助，達到補強各椎體的效果。

70秒就有效，身體已經接收到足夠訊號

本套體操是建立在神經控制的概念，只要神經訊號能通過就有效，多做也是一樣的結果，所以每天從頭到尾做7個動作，只需要70秒，第一次就會感覺到身體的變化。如果碰到突發狀況時，也可以從頭到尾練一次，一定能馬上舒緩腰的大問題。

腰椎體操可同時訓練身體多項機能

腰椎體操與其他訓練肌肉的運動不同的是，我們的體操同步在調整神經、血液、淋巴、肌肉與關節，就算最初的動作無法一次到位，也不需著急，一天一次即可，而且只要持續練習，就能愈抬愈高。

TOPIC 2

新一代調整理念：“體勢釋放與呼吸”

與《頸椎回正神奇自癒操》一樣，本書的調整理念同樣來自「體勢釋放」。這是一個溫和的、非侵入性、系統的治療，提醒身體恢復平衡的自然能力機制，讓身體自行解決症狀，所謂的溫和，是指自然、順應身體的方式。

在處理疼痛的問題時，若以硬力按壓、搓揉，我們的身體容易會有反彈，造成以痛制痛，就像用力拍球，反彈愈高。

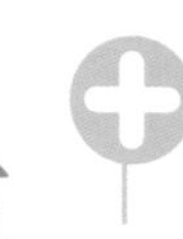

五大作用：關節鬆開、血液循環變好、神經電流釋放、淋巴暢通、舒緩肌肉

我們面對的不是敵人而是寶貴的身體，只要概念正確，找對施力點，就能溫柔地跟身體對話，輕易地解除不適，這一點非常重要。

體勢釋放透過輕刺激，促進人體自律神經的自我糾正反應能力，同時誘發個人自身的癒合機制，主要原則就是利用動作的輕柔、舒適的定位、簡短的壓縮、微妙的接觸刺激，輕鬆地釋放疼痛與緊張，使自律神經自然重新調整，肌肉放鬆。

體勢釋放的重點在於讓個人有機會參與自己的健康恢復，並透過此過程重新發現、癒合創傷，重新體會舒適的幸福感，並找回自己健康的能力，跟著本書的體操施做後，就會發現，這其實不難，而且是每個人都能學習的。

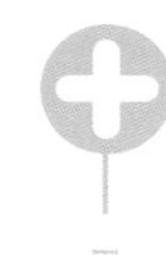

KEYWORD

以體勢釋放法為基礎的腰椎操呼吸機制

腰椎操特別注重吸氣、吐氣的配合

我們若要施力，必須讓交感神經啟動；若要放鬆，必須讓副交感神經起作用。

所以做動作時必須一邊吐氣，為的是藉由吐氣，啟動副交感神經，讓我們在最舒緩，也不易緊繃的情況下，安全、有效地完成動作。

＊交感神經：能使心跳加速、呼吸變快血壓上升、皮膚發汗增加、瞳孔放大、胃腸蠕動減緩、保持警覺。

＊副交感神經：能使心跳變慢、呼吸和緩、血壓下降、瞳孔縮小、胃腸蠕動加快、身體放鬆、啟動睡眠。

呼吸的方式

當進行腰椎操時，建議以腹式呼吸法為主，最好是吸氣時將空氣吸至腹部隆起，但因應個人的身體狀況不同，有人呼吸較為短淺，無法深入，也沒關係，不要太在意，因為練習一段時間後，呼吸自然可以愈來愈綿長。

在練習的過程中，不論吸氣或吐氣，速度不宜快，適合緩慢，吸氣時必須合上嘴巴，但吐氣時，張開嘴或合上都可以。

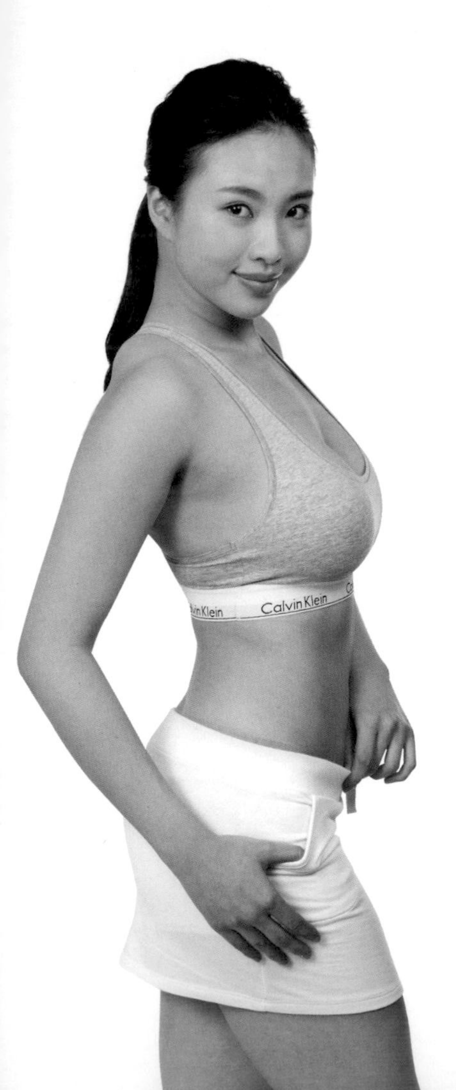

第三章

腰椎回正直療操
＋
消痛急救

TOPIC 1

「腸胃不適」

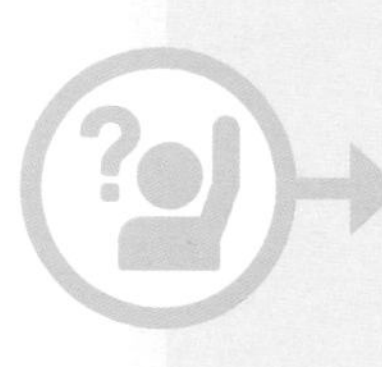

你也是時常胃脹、腰酸、腸胃不適的危險群？

- ☐ 飲食不定時者
- ☐ 工作壓力大者
- ☐ 情緒波動大者

在人體所有器官中，表情最豐富的應該算是胃了。因為它經常要面對各種情況，不管是胃酸過多、燒灼感、脹氣、悶悶地痛，還有像海浪一波未平一波又起的絞痛等，胃腸不適有很多種，但有一種最讓人困擾的就叫做「吃藥也不會好」。

胃不舒服時，許多人第一時間就是吃胃藥，可是卻發現好像是吃心安的，因為長年累月所吃的胃藥，疊起來都快比101大樓還高了！但你還是會發現：「奇怪！明明胃腸不適，吃了藥卻沒有改善？」

第一椎

主、副症狀分析評量

☑ 勾選看看，你也有同樣的情況嗎？

主症狀	□ 胃腸不適	□ 胃脹	□ 胃悶
副症狀	□ 上腹部鼓鼓的	□ 飯後容易昏沉	□ 腰痛

基本概念：腰椎第一椎位置

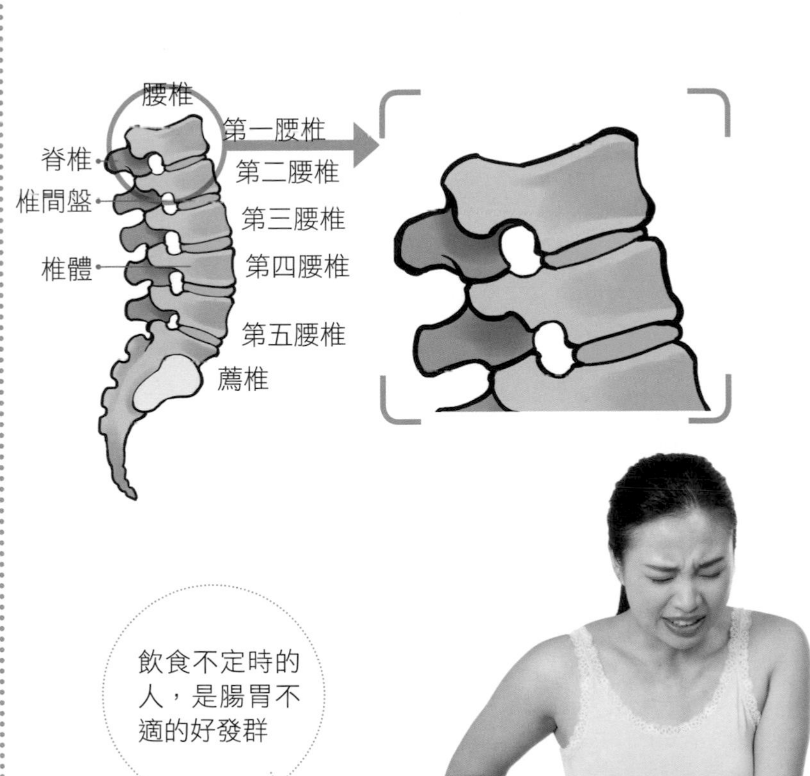

飲食不定時的人，是腸胃不適的好發群

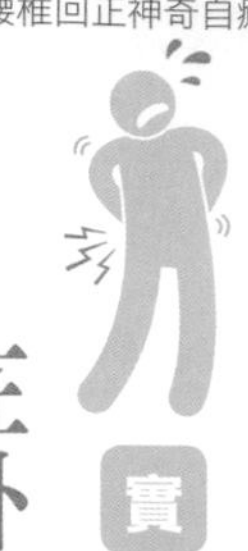

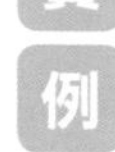

實例故事

在外好先生，在家好暴躁

第一次看到孫先生時，他摀著肚子，側著身像是螃蟹的姿態移動著，問他怎麼了，他說腰很不舒服。四十多歲的他，在家人眼中稱得上是汽水的代言人，因為他經常滿肚子都是氣！雖然在外，人們都說他是好好先生，什麼事都好商量，但回家後，他彷彿把耐心鎖在門外了，動不動就發火！

孫先生說他在外面打拼，很多事都得忍耐、與人妥協，但他不想連在家裡也得這麼壓抑，「因為你們是我最親的家人，我幹嘛在你們面前演戲？」他這麼告訴家人。

在外，孫先生總說：「沒關係！」回到家則老是說：「搞什麼？」只要他看不順眼的，經常幾句話不到就氣噴噴的。

他的小兒子在學校寫作文時，是這麼形容自己的爸爸：「我爸比是火龍果先生，因為媽咪說不管何時看到他，都很像要噴火的樣子……。」

飯後時常覺得肚子悶，且頭昏腦鈍

孫先生的個性其實挺急躁的，腸胃也不好，但他還偏偏喜歡邊吃東西邊做事，情緒不爽時，又連吃都不想。說實在的，胃腸的毛病比朋友、同事跟他還熟！

他常在用餐後，嚷著肚子悶悶的，也常生氣的對腸胃說：「到底有沒有在消化呀！你！」

有一陣子，不知為何，他總是在晚飯過後，開始覺得頭昏腦鈍，而且來勢洶洶，什麼事都做不了，必須得馬上躺下來休息。隔天早晨醒來後，常覺得肌肉酸痛。雖然有些困擾，但他覺得這都不是大事，小毛病罷了，沒什麼好大驚小怪的。

和同事起衝突，氣到歪腰好不了

直到有一次，他因為工作銜接上出了狀況，同事抱怨連連，孫先生多時的積怨爆發，兩人大吵一架，但並無肢體衝突。

忿忿不平的他回到家，竟然開始腰疼，而且當下痛得幾乎不能動！他自己貼了幾天膏藥，心想大概是閃到腰了，但是，都過了一個多月，他在行進時，還經常得搗著肚子、彎著腰才能走。雖然盡量ㄍㄧㄥ著，但疼痛的感覺讓孫先生開始擔憂，到底是腰痛還是胃痛都分不清了。

上腹鼓鼓又腸胃不適，調整後即刻緩解

「我怎麼這麼衰！」好不容易抱怨完了，他才安靜地躺下。當時，可以

很明顯看到他的上腹有些鼓鼓的。調整過腰椎之後，再請他練一下腰椎體操，鼓起來的局部，馬上消下去了，胃腸不適與腰痛也緩解了。

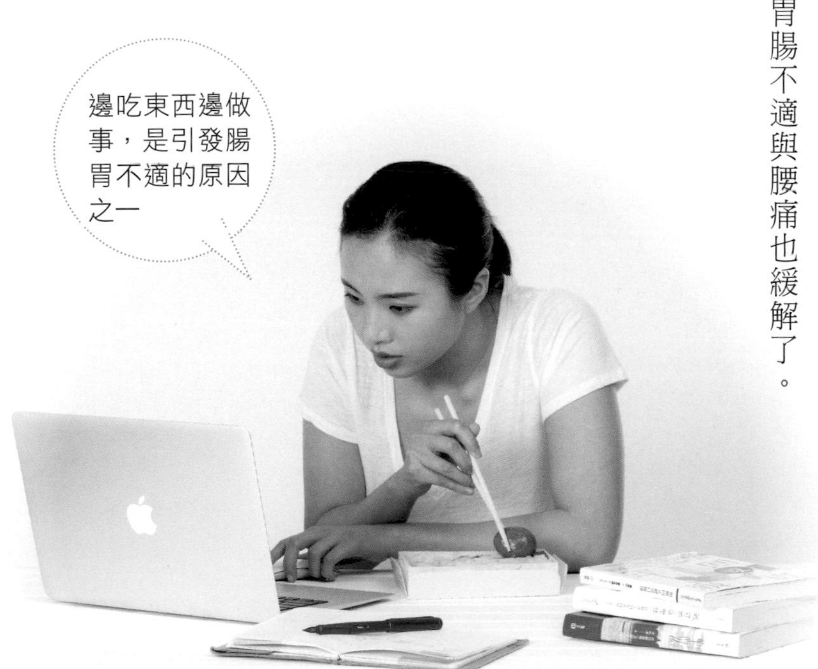

ACTION 1

腰椎回正自癒操

第一椎體操：大樹伸展法

1 雙手平舉與肩同高，雙腳打開，寬約 60 度

START

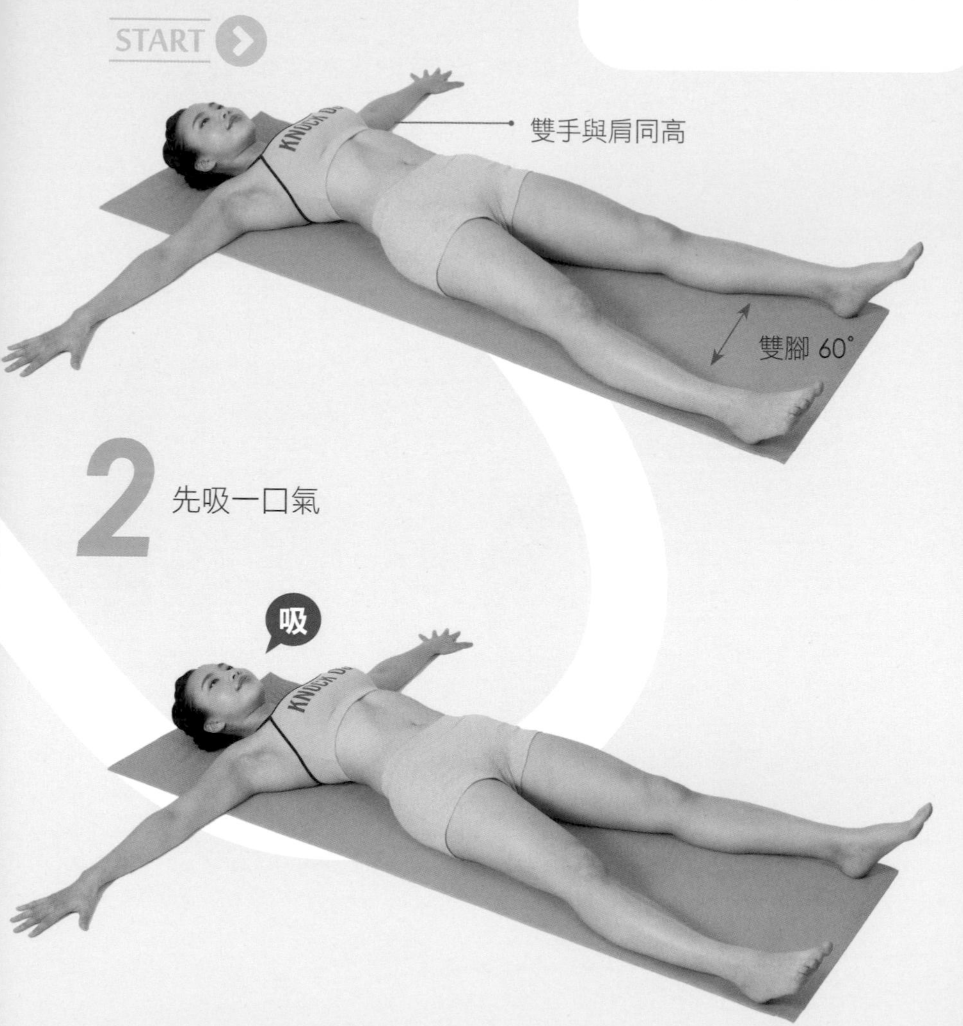

2 先吸一口氣

3

吐氣時，手指張開，雙手用力撐到極致；腳板向內壓，手腳都儘量伸展。

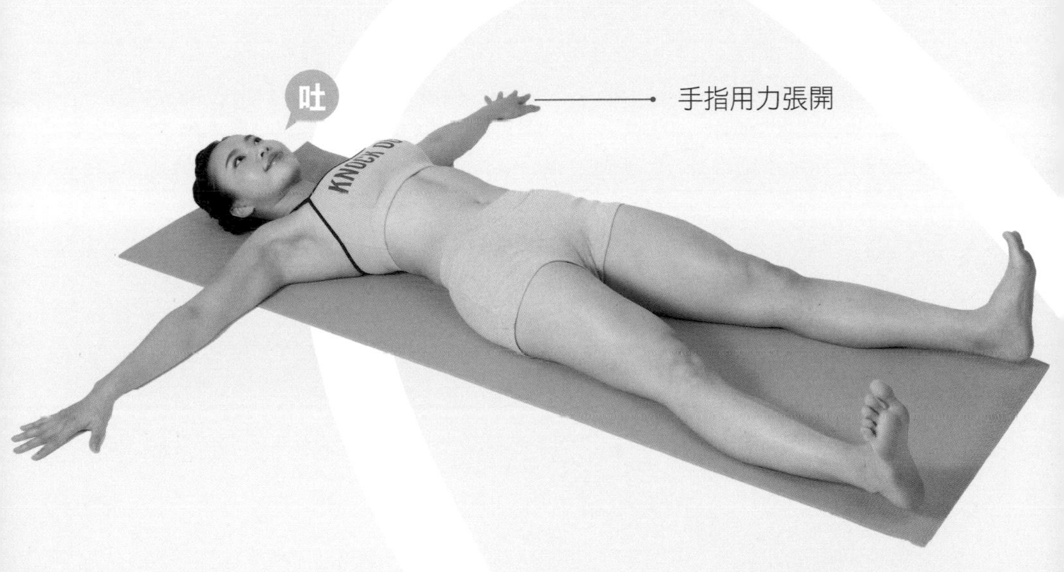

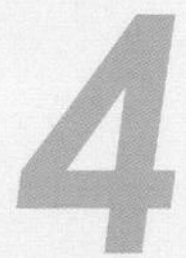

吸氣後，憋住氣息約十秒

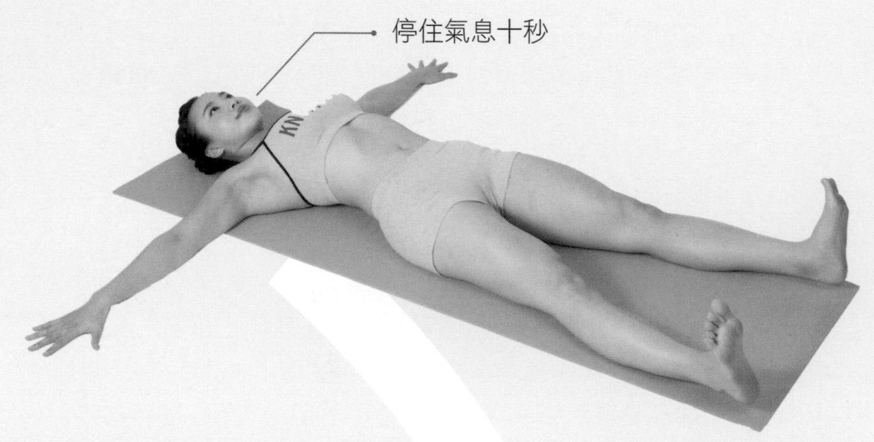

然後放鬆自然呼吸，再休息約十秒，身體回到準備前的姿勢

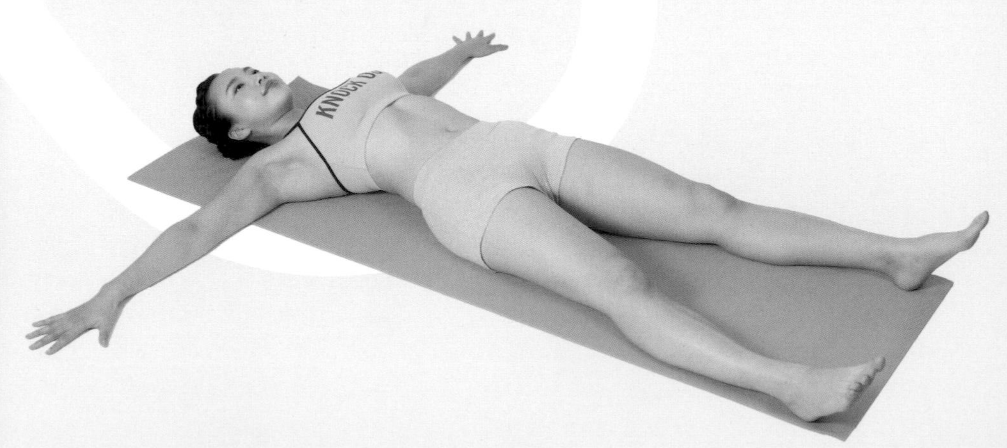

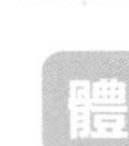
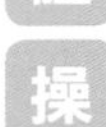
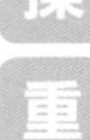

第一椎體操：把上下半身的分界點拉開

利用雙手與雙腳用力撐開腰椎，讓瘍掉的胃壁恢復

我們的腰椎第一椎，剛好是身體上下半身的分界點，利用雙手與雙腳的用力撐開，就能調動肝臟的血液，調和過與不及，讓胃壁與細胞膜重新獲得足夠的血液濡養，也能強化胃氣。

所以，第一椎的體操動作就像把人變成一個大字，關鍵在於要讓四肢盡量伸展，想像自己就像一顆大樹一樣，盡量張開手指、雙腳伸直、腳板翹起來，再配合呼吸，讓手腳用力撐開！

這時，上下的大肌肉在腰椎第一椎處，上下同時拉開，當我們做這樣的動作時，人體就好像一個手風琴，讓腰椎空間拉大，使得原本受壓的血管得以膨脹，而這個動作可以立即有效地調動血液，讓癟掉的胃壁與腰椎周邊原本被壓扁的部分得以恢復。

保養腰椎第一椎，有助胃腸健康

腰椎與內臟的關係，講究的是唇亡齒寒，因為大家都是厝邊隔壁，彼此的位置相應，加上血管、神經的緊密關聯，同甘共苦是必然的。

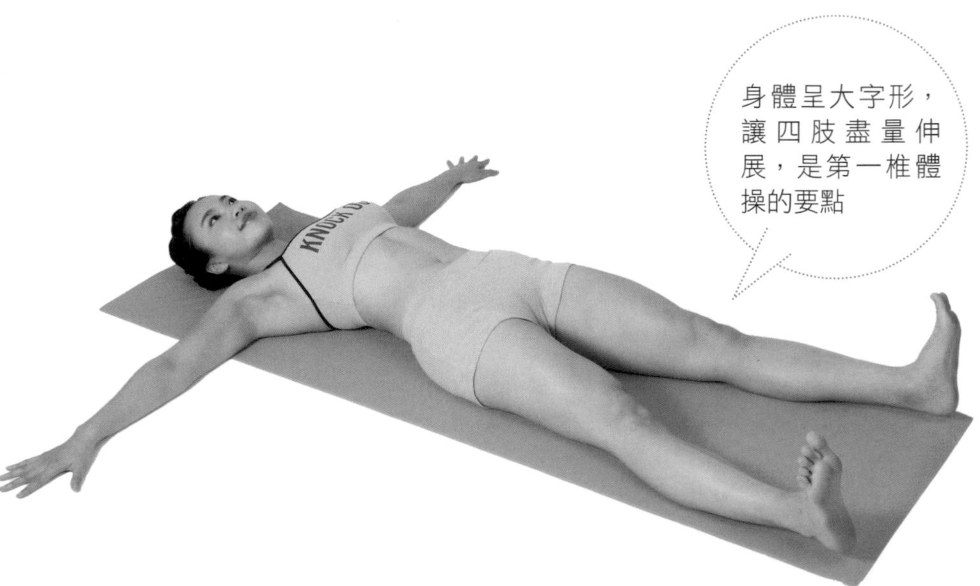

腰椎的第一椎，因為肌肉束比較強壯，所以除非人體受到意外撞擊，否則腰椎第一椎本身不易受損，但若出現問題，主要還是來自體質或內臟的慢性病引起的，例如長期的腸胃不適。

因為腰椎第一椎的位置，跟胸椎的最後一階肋骨緊接處，與脾的蘊化、膽汁分泌、十二指腸潰瘍、胃潰瘍都有關聯，但不論是何原因導致胃壁、腸繫膜的血液不足的狀況，腰椎第一椎也跟著受到牽連，週邊容易被壓扁，因此引起疼痛，循環也受到影響。

這樣的胃腸不適，與器官本身無關，所以怎麼吃藥，都好不了，這時如果有辦法讓胃壁與細胞膜的血液充足，對於解除胃腸不適的解除是最直接、最快的。

解痛攻略

氣到歪腰、飯後昏沉，全都是血液分配不均！

找出真正的問題點：胃壁缺血

「冤枉啊！大人！痛不是我造成的……！」在這裡，真的得替胃腸申冤一下，在我們的身體裡，最容易被誣賴的就是它，時不時總是被人們懷疑是它們闖禍，導致痛苦。其實，它們也是受災戶。

以孫先生的例子而言，問題不在胃本身，而是血液的分配不均！

不論是飯後昏沉得即刻睡去，或是氣到歪腰，其實都因肝臟而起。先前提到他的上腹鼓鼓的，就是在肝臟的位置，因為血液過度集中到肝臟，導致胃腸運作不順。如果能讓血液平均分配，而不是厚此薄彼，就能有立即緩解之效。這也是為何他做過體操後，上腹當下就平了下來。

為什麼會氣到歪腰呢？

肝臟是身體器官血液最豐沛的大戶，具有儲藏血液與調節血量的功能，所以，中醫說：「肝藏血。」人在發怒時，肝會因為亢奮而開始膨脹，而且還覺得庫存不足，於是，握有調動血液大權的它，開始收縮，由肝動脈瞬間將大量的血液吸走。

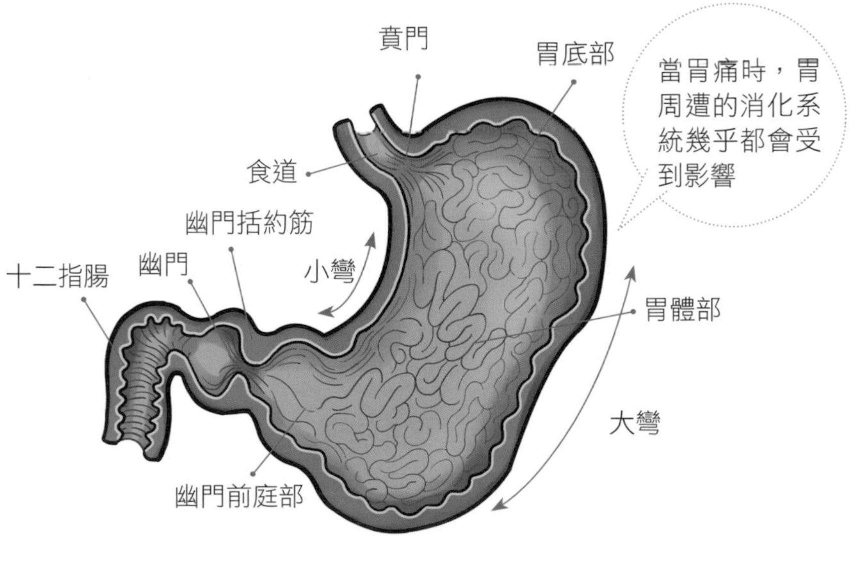

因此，周遭的消化系統，包括：胃、十二指腸、橫隔膜、腸胃繫膜，會因為血液變少，而癟掉了、痙攣了！以胃壁來說，原本平滑的外表全皺在一起，比小籠包還像小籠包，怎是一個痛字了得！

生氣對身體的影響

「別這樣！生氣對身體不好！」中醫的觀念如此，連戲劇台詞中，都常聽到這樣的提醒，台灣俗語在形容一個人盛怒的方式，說是「氣到歪腰」。其實，這樣的形容一點也不誇張，因為真的有人會因為暴怒而影響到腰椎，導致直不起身，故事中的孫先生就是典型的案例。

古人用怒髮衝冠來形容生氣到快冒煙的情況，十分傳神。「衝」，有直直地向上頂的意思，難怪帽子都快被豎起的頭髮 get out 了！

遙想當年，孔明三氣周瑜是最鮮明的範例！周瑜是個集軍事家、藝術家、型男於一身的天之驕子，又娶得國色天香的小喬，堪稱人生勝利組。偏偏遇到了諸葛亮，多次破他的梗，壞他大事，氣得周郎最後吐血身亡，英才早逝！「既生瑜何生亮」，這造化弄人的喟嘆，不單是小說家的戲劇手法，從傳統醫學的角度來看，勝負早已分曉，沒有健康，哪來的功成名就？

為什麼飯後容易昏沉、想睡？

一般來說在進食後，為了盡快能吸收營養，消化是首要之務，所以，會有較多的血液集中到腸胃，以利運作。一般人若消化能力正常，身體也會適量地調度血液，不至於出現過度昏沉，但若是馬上出現想昏睡的情況，就表示身體的機制出了問題。

其實，不是因為血液過度集中到胃腸，而是跑到肝臟了！

腸道的消化需要消化液，消化液由膽汁轉化而來，肝臟負責消化液，若有不足，消化力就差，所以血液回到肝臟幫忙加把勁，來製造更多的消化液。

因此，飯後馬上就會覺得昏沉想睡的人，此時血液較多會集中在肝臟，由此可知，狀況在肝膽而非胃腸本身，這時，就算吃再多的胃腸藥也起不了作用，因為找錯對象了。

消痛急救法 手指往肚臍方向推

先找到肋骨的最下緣處，從乳頭對下來的交叉處，以三根手指按住這個點，並用點力氣往肚臍方向推，左右邊各推七次。

在進行這個方式時，記得力道一定要足。這方法可以活化第一椎，因為腰椎神經在此處有一段會進到腸道，此段的循環較不好，因此，以此動作活化神經、提升新陳代謝。

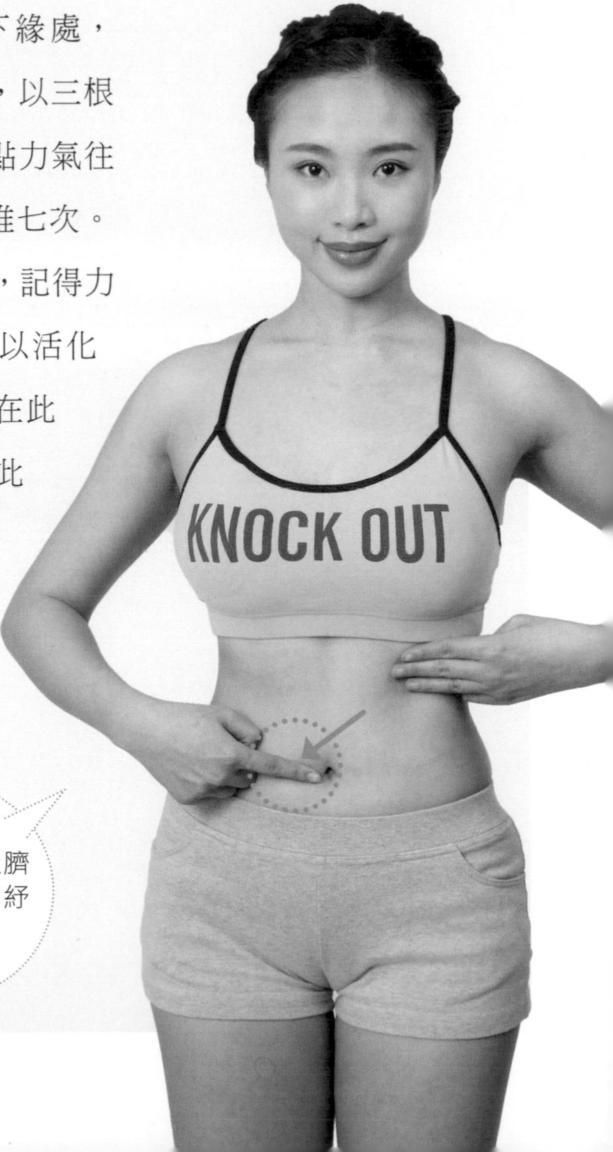

KNOCK OUT

用手指往肚臍推，可立即紓緩腸胃不適

TOPIC 2

“閃到腰”

你也是容易閃到腰的危險群？

- ☐ 腎氣不足者
- ☐ 經常搬重物者
- ☐ 年長者

雖然我們現實的生活離武俠小說的世界很遠，但有些人經常過著武林人生，他們就像在打鬥中，突然被高手點了穴，瞬間不能動！之後，他的腰部劇痛，身體歪一邊，輕者腰部不能自由扭轉或彎曲，嚴重一點的，腰根本直不起來，痛到沒辦法站，連坐臥翻身都有困難。

有人閃到腰只是貼個藥膏、按摩、吃肌肉鬆弛劑等，但復原不易。因為閃到腰不只是肌肉拉傷，同時腰椎也受到影響，那種疼痛如同電光石火般襲來，所以才說「閃」到腰。

第二椎

主、副症狀分析評量

☑ 勾選看看，你也有同樣的情況嗎？

主症狀	□ 閃到腰　□ 覺得身體很重
副症狀	□ 精力減退　□ 尿床

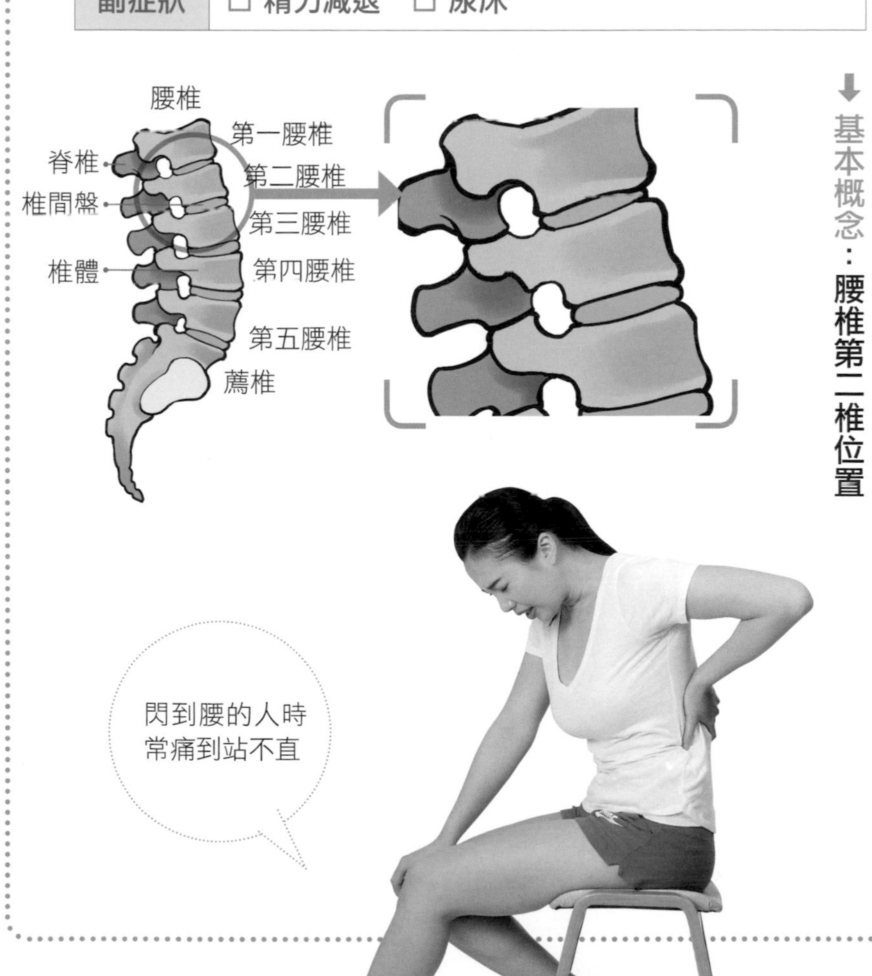

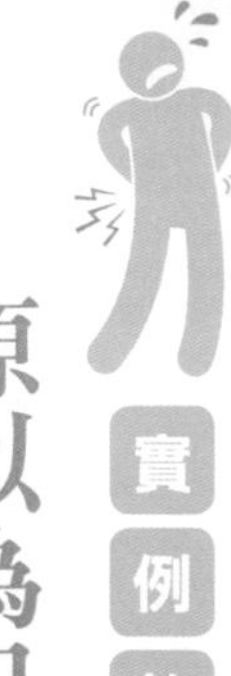

實例故事

原以為只是閃到腰，居然演變成腎虧！

謝老闆，經營一家電器行，雖已到坐五望六的年紀，但自認還是一尾活龍。他以前經常誇口說，自己不論幾歲都要娶嫩妻，即使到了五、六十歲才結婚，一樣要娶二十歲的年輕美眉。

三十多歲時，謝老闆結婚了，老婆年紀跟他差不多，每每有朋友拿此事打趣，他就會說是被老婆拐了。這時，他太太也不忘補一句：「是啦，是啦！但有什麼用呢？你喔…真正只剩下一張嘴啦！」這時謝老闆就會哇哇大叫以示抗議，這可是男人的面子問題呢！

謝老闆其實很想保養，但他不愛運動，平日飲食吃得比較隨意，覺得有吃飽就好。但他喜歡打聽怎麼吃才能固元氣，買補品倒是挺捨得的。謝老闆的名言就是：「男人寧可錢虧，也不要腎虧！」

搬重物閃到腰，就連打噴嚏都會有狀況

前陣子，年節到了，出貨量大，店裡比較忙，雖有伙計，有時也得親自搬搬貨，但卻不小心閃到腰，他先貼貼膏藥，想說多休息就會好，老婆叫他去看醫生，還不忘叨唸他：「你以為自己還年輕喔？」謝老闆不服氣，膏藥又多貼了好幾片，可是成效不大。

隨著閃到腰的頻率愈來愈高，他有些擔心，心想自己又沒真的太勞動，只是偶而搬一下東西，為什麼會變成這樣？後來甚至只是打個噴嚏，竟然也中獎！

中醫診斷出腎虧，拚命找偏方來補救

想當年他可是力拔山兮，肩能扛重手能提，一個人可以當兩人用，如今

難道真是歲月不饒人？讓他體力變差了。

後來，他去推拿做復健，中醫幫他診脈後，說謝老闆是腎虧。腎虛？他覺得天都快塌下來了，「怎麼可能！我都有在補啊！還有，我是來看閃到腰的，跟腎有啥關係？」回家後，太太問他醫生怎麼說，張老闆揮揮手表示沒事，但一轉身，馬上打電話給朋友，神秘兮兮地問要吃些什麼可以更補。

透過腹式呼吸與伸展體操，腰痛立即得到緩解

前傷未好，某次他的店門口不知是誰把摩托車打橫停放著，讓他要出貨的通道受阻礙，因為趕時間，謝老闆直接出手挪車，沒想到才一下子，又閃到腰，老婆唸他：「唉，也不想想自己是『厝內開柑仔店，比較卡有貨（歲）啊』這麼不小心！」

「什麼有歲啊？話說回來，到底是哪個沒公德心的，把車亂放！」

其實在閃到腰的急性期時，不適合按壓，但看著謝老闆痛苦的神情，我就請他先做幾次腹式呼吸，讓心情比較平靜，再做些腰椎的伸展體操，剛開始他不太敢動，後來發現動作很輕易就能做到，便開始慢慢伸展，做了幾個動作後，他的疼痛便緩解許多。

搬東西若施力不當，就很有可能閃到腰？

大家常說，因為搬重物姿勢不對會閃到腰；其實是因為腰本身已經有問題，肌肉也無力，因此搬重物才容易閃到腰。

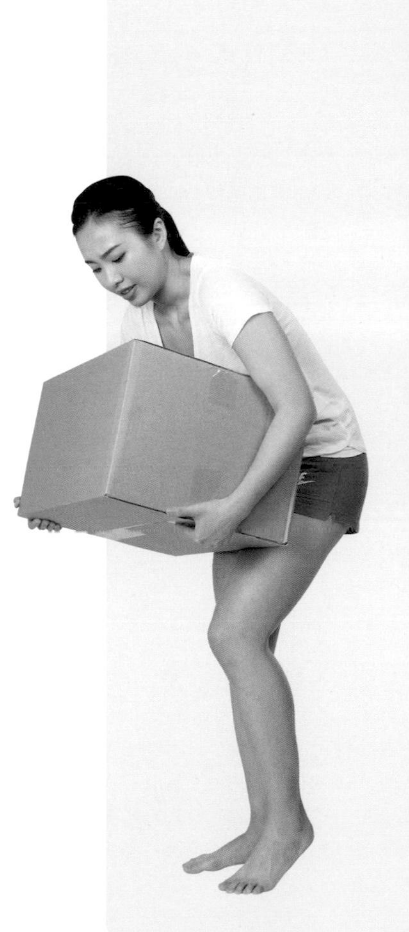

ACTION ❷

腰椎回正自癒操

第二椎體操：仰臥起坐側斜法

1 躺著後，雙腳與肩同寬，雙手往頭部舉直，然後吸氣。

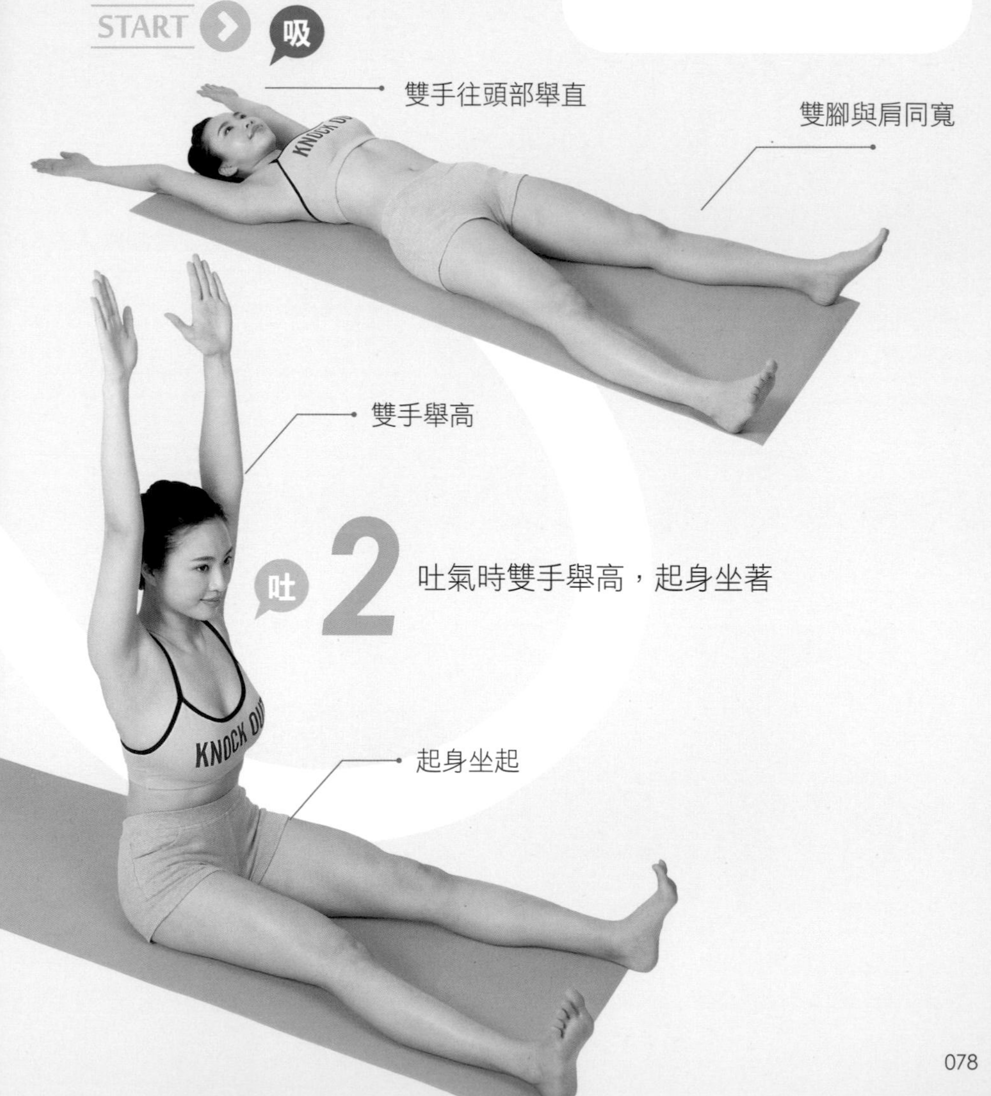

2 吐氣時雙手舉高，起身坐著

3 一面吐氣一面將雙手往前伸，左右手分別摸著左右腳趾

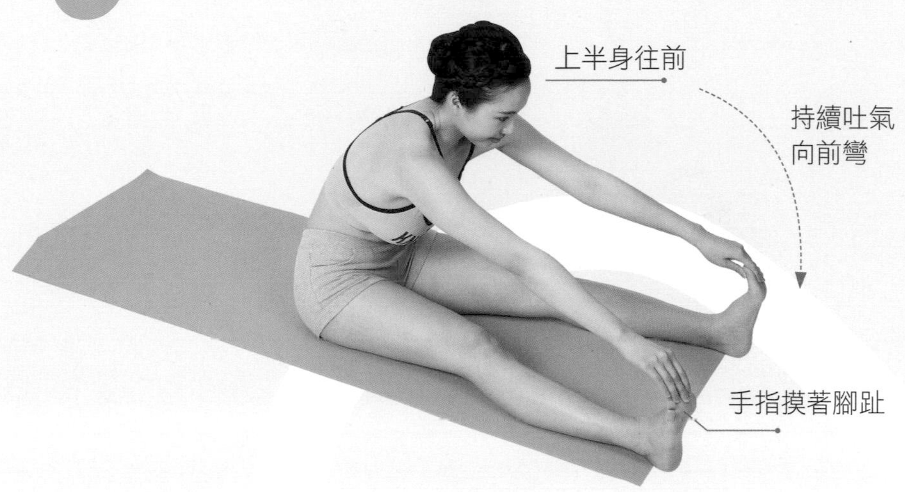

4 自然呼吸，左右兩邊約 45 度角各轉一次，雙手斜前 45 度，往前伸直，雙手要碰到床面

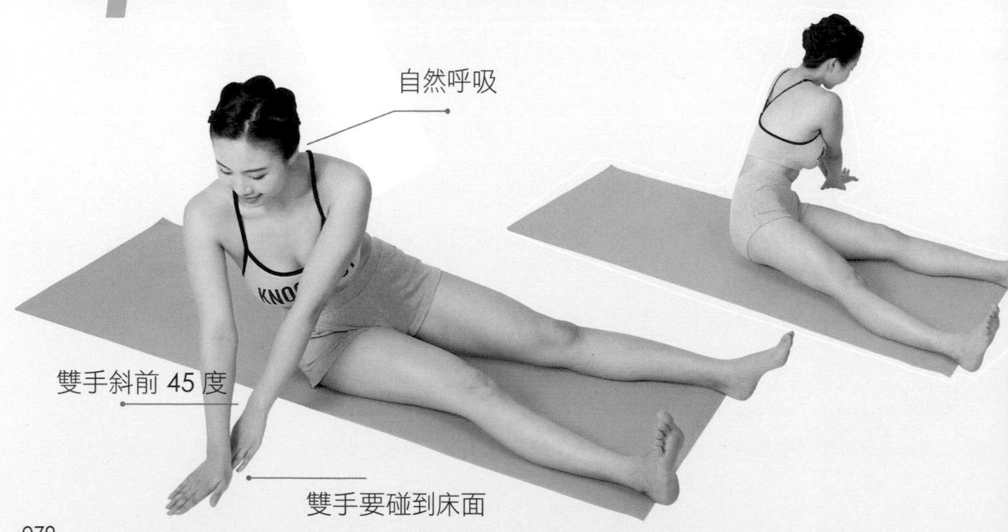

5 選轉動起來比較輕鬆的那一邊，往 45 度角斜前方彎身，到底之後保持動作，停住氣息約十秒

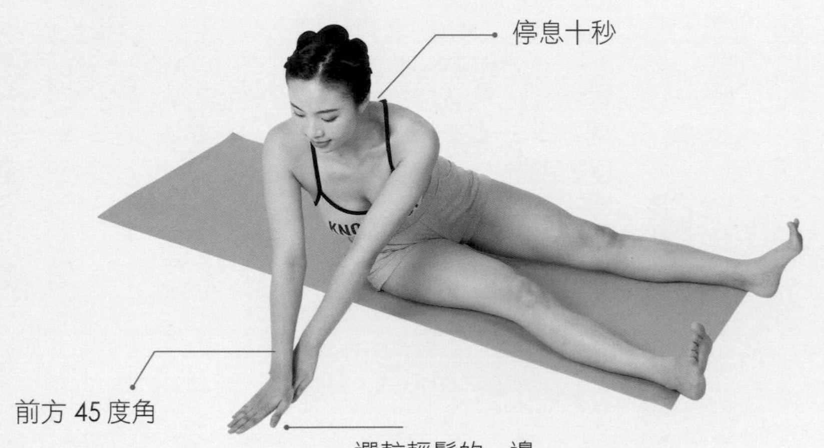

6 回到原來手摸腳趾的坐姿，再雙手舉直，並躺下來。接著回到準備姿勢，休息十秒。

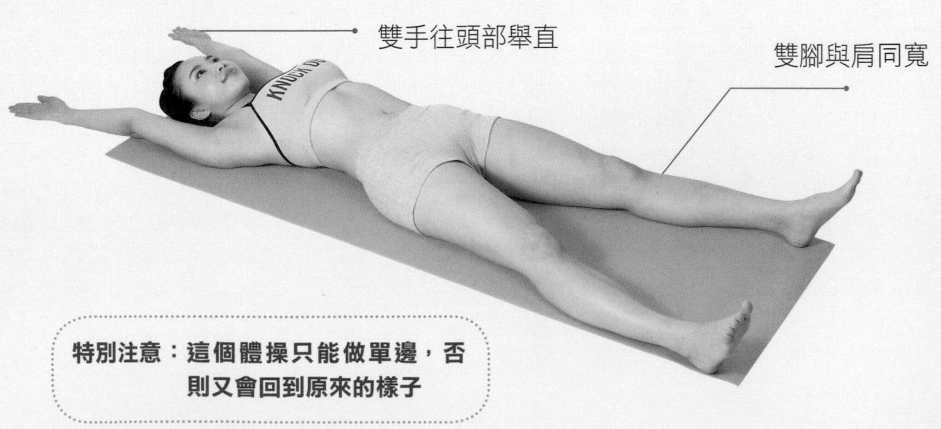

特別注意：這個體操只能做單邊，否則又會回到原來的樣子

體操重點

第二椎體操：調整好單邊肌肉鬆緊度

腰椎會歪斜，也跟腹部的肌肉束鬆緊不一有關，腰椎一歪，影響到神經、血管、肌肉、關節，所以得同時調整，等腰椎回正後，疼痛就能夠緩解。

第二椎體操只做單邊，以達到肌肉平衡

第一、二椎骨頭本身不易受傷，通常是雙邊肌肉出現緊縮或痙攣的問題，因此，體操是以調整腹內斜肌為主，這裡的肌肉是一大束，也很強壯，通常不會同時都有狀況，而是單邊出問題。所以，每次的體操動作都是先檢查，看哪一邊比較容易做，就選這一邊練習，而不是兩邊都練，因為這樣會回到原來的不平衡狀況。

至於為何第二椎的體操動作要挑比較鬆的一邊來練呢？有句話說：「柿子挑軟的吃。」就是為了省力。

因為某一邊腹內斜肌已經過緊、過強，不要再用硬力拉它，我們的方式是自我修護，硬碰硬的方式討不了便宜，所以，操作較鬆的一邊，也相對地較容易。

從槓桿原理來看，以脊椎為中線，兩端的肌肉束若大小差不多，只要稍用點力就能運作；但若有某邊過大、過強，不論是旋轉或扭動，從鬆的一邊來操作會較容易平衡。

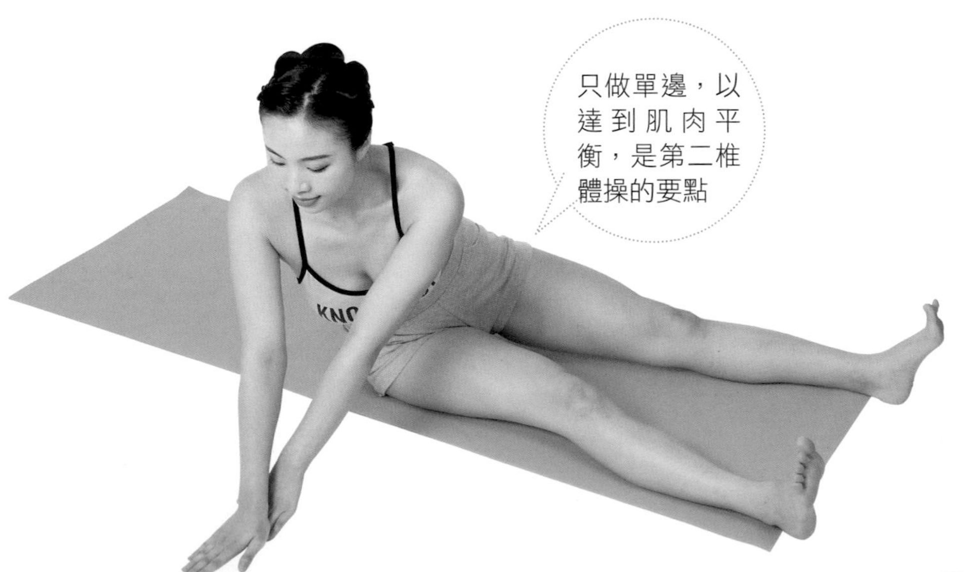

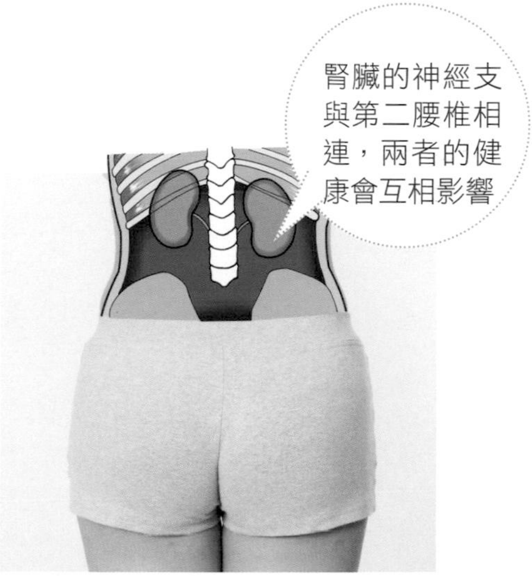

腰椎體操提升氣血循環對腎氣的助益

跟腎臟相通的血管數量相當驚人，人體有多條動靜脈都流到腎臟裡，包括兩條大靜脈、多條小靜脈都是絡在腰脊，中醫所謂的「腎」主管血管收縮跟循環，因此，腎氣也跟血管的功能有關，只要收縮異常、循環不良，都稱為腎氣不足，其實，腎氣不足不代表腎臟有問題，但久了也會影響到腎臟的功能。

腰椎體操除了對關節、肌肉、神經的釋放外，更能有效調動血液，對腎氣的提升有所助益。

古人形容有錢人說是腰纏萬貫，不過腰椎不好的人不需有錢，就能體會那種感覺。尤其腰椎第二椎不適的人經常會感覺，下半身感覺重重的，就像把數百個、甚至數千個銅錢綁在腰腹上。腰椎體操練完後，許多人的立即反應都是下半身變輕了，有種輕鬆的愉快感。

解痛攻略

閃到腰，其實是腎氣不足造成的！

為何會閃到腰？

搬物品或轉個身，甚至打噴嚏、咳嗽都有可能引起閃到腰，這也跟腰的前後肌肉施力不均衡有關。但是，閃到腰不單是肌肉拉傷那麼簡單，症狀發生時，腰椎關節會出現歪斜，導致周遭肌肉組織發炎，也牽動到神經，因此，閃到腰時十分疼痛，常常瞬間不太能動，也不敢動，因為一動就痛。

特別是曲蹲準備站起來，要將物品搬起時，會用到腰後兩側的力量，但其實不是該處的肌肉用力，而是橫隔膜要用力，這時，需由腎上腺素所分泌的副腎皮質賀爾蒙，提供能量給橫隔膜，腹部才會有力量撐起或舉起重物。

當腎氣不足時，便無法充分供應能量給橫隔膜，於是，有的肌肉心有餘而力不足，這樣一來，因為力量強弱不均，便容易出現拉扯、受傷的情形。

腎氣涵蓋生殖、泌尿等系統，更與性功能、生殖力有關

腎虛者，也就是腎氣不足。「腎」是先天之本，也是現代人重視的抗老化重要的根基，多數人一聽到腎虛，就覺得面子掛不住，且憂心忡忡，其實，腎氣不足的人大有人在，不分男女老少，首先，我們先了解到底啥是「腎氣」？

中醫所說的腎並非只是腎臟，而是廣義的腎系統，涵蓋了生殖、泌尿、生長發育等多項系統功能，這些整體的機能稱為腎氣。在許多中醫典籍中，對於腎有這些敘述：腎為先天之本；腎藏精；腎主骨生髓。因此，腎氣足則身強體健、活力飽滿，要抗衰老，腎氣的保養是關鍵之一。

腎氣不足的成年人容易腰膝酸軟、未老先衰、髮脫齒搖、耳鳴或重聽；

孩童則是發育遲緩、智力低下。以男女來論，「男性精少不育；女性經閉不孕。」都會影響性功能與生殖力。初期是腎氣不足，日積月累變成腎陽虛，腎陰虛，元氣每況愈下。要提升性功能，除腎氣提升外，脾胃也要顧好，當身體的耐力足夠，營養吸收能力變好，自然能調節許多功能。

容易閃到腰，是腎臟出狀況的警訊

閃到腰，也有可能與腎臟病有關。腎臟若處於長期發炎或有其他疾病的狀態下，也會容易閃到腰。

腎臟的神經支與第二腰椎相連，整個腰椎的保養都跟腎氣有很大關係，不論是從內臟或整體系統的角度來看，都有直接的影響。所以，第二椎不正就會影響到腎臟的功能。

而腎臟發炎、腎衰竭或腎氣不足，也會影響第二椎的機能，只是需要較長期的時間才會反映出來。

消痛急救法 握拳壓住腸骨稜

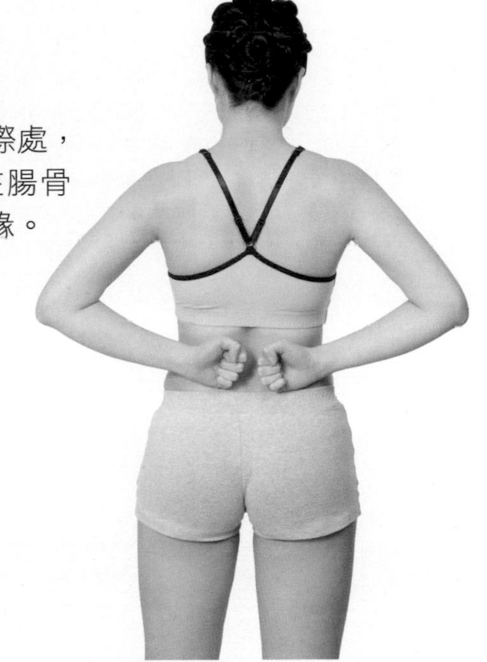

1 雙拳擺放在背後的腰際處，拳頭的尾指下緣放在腸骨稜（俗稱腰窩）的上緣。

2 擺好後，躺下來，壓住拳頭五分鐘。

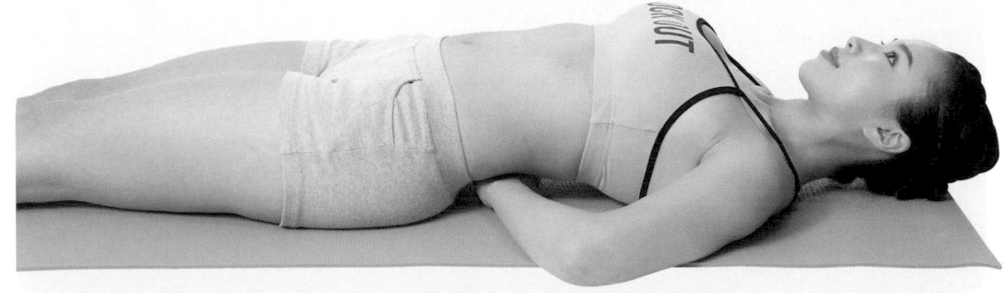

TOPIC 3

“腸道敏感”

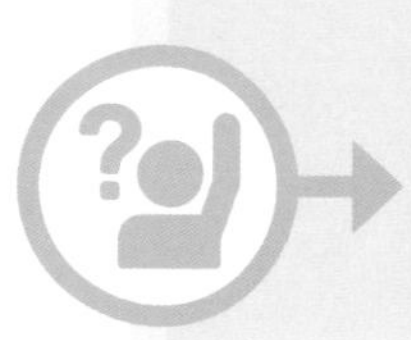

你也是排便敏感、浮腫的危險群？

- ☐ 久坐者
- ☐ 飲食不定者
- ☐ 工作壓力大者

小腸與大腸所組成的腸道家族，量起來有數米之長，只是這漫漫「腸」路一路走來，有些連揮一揮衣袖都來不及，有些硬是要等到天荒地老。

不管是拉肚子或是便秘，這腸道的急驚風與慢郎中都會造成身體的負擔，也有同時報到的，例如：吃壞肚子，先是無法排出，肚子絞痛之後再下痢！尤其如果出現閃到腰且伴隨拉肚子的症狀，就要好好地檢視腰椎的狀況。

第三椎

主、副症狀分析評量

☑ 勾選看看，你也有同樣的情況嗎？

主症狀	□ 拉肚子　□ 腰痛
副症狀	□ 排便不順　□ 閃到腰　□ 浮腫

⬇ 基本概念：腰椎第三椎位置

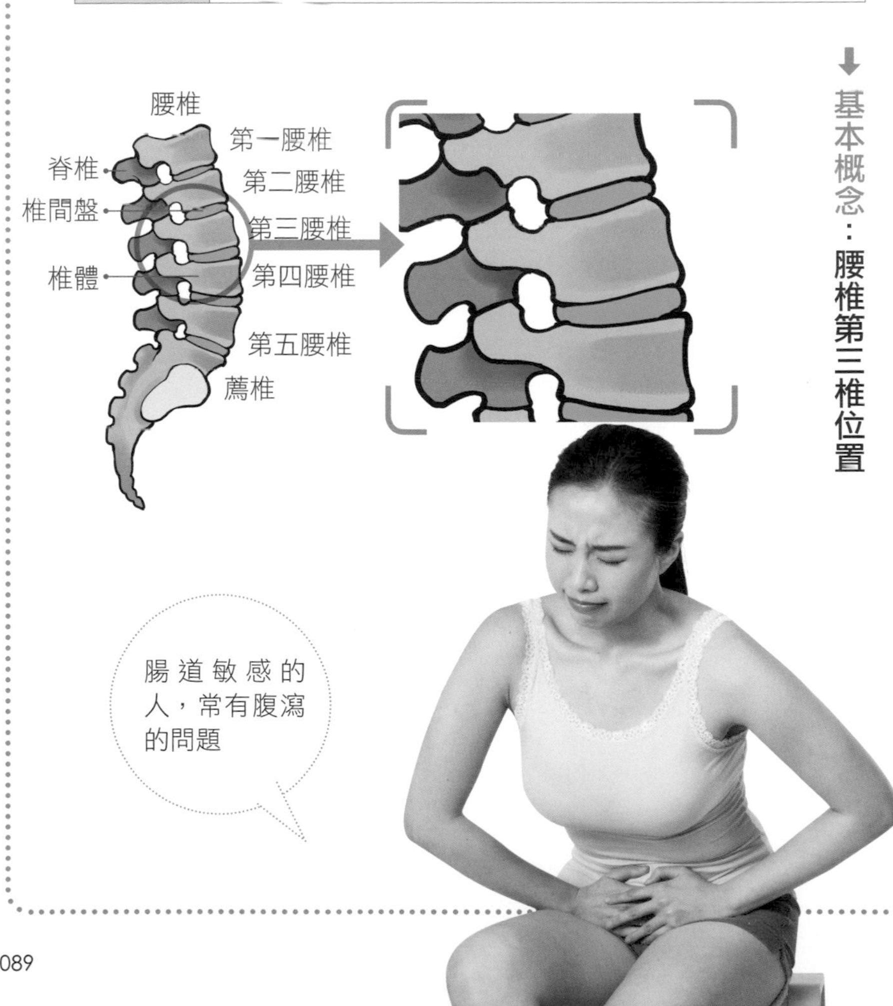

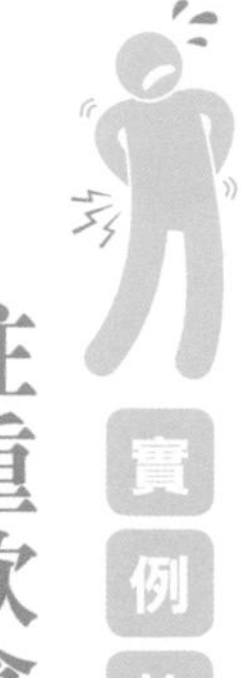

實例故事

注重飲食，卻還是常拉肚子又便秘

艾咪，36歲，是一位文字工作者。為了趕企劃案熬了一夜，隔天雖是週末又有寒流來襲，但艾咪還是讓鬧鐘肆意猖狂，她得在中午前打扮得漂漂亮亮地去赴約，因為實在是拗不過一對老同學的好意，說什麼要幫她介紹個高富帥的對象。根據以前的經驗，艾咪實在沒啥信心，只是約好的地點是知名的餐廳，就算人不怎麼樣，美食當前還是得去試試。

當艾咪優雅地入座後，定睛一瞧，果然是屬於親友團們會推薦的標準款，對方看起來挺斯文的，是個上班族，一副中規中矩的模樣，話也不是很多，偏偏她也是個被動的人，所以介紹人忙著找話題，想炒熱氣氛。

肚子絞痛，想拉肚子還得看腸胃心情

艾咪覺得有些尷尬，只好將注意力集中在眼前的餐點，當她正要開動時，沒想到肚子一陣絞痛，瞬間整個人開始冒冷汗，頭昏眼花，疼痛伴隨著虛脫感。這種感覺並不陌生，艾咪在想，是不是剛出門前，因為太餓，先塞了個三明治，吃得太急了？

她不動聲色地趕緊到廁所，但一開始居然解不出，痛得難受，後來又是變成拉肚子。雖然只是幾分鐘的事，但對她來說好像一輩子那麼久，看著鏡中的自己，臉色蒼白，即使塗著口紅的嘴唇都顯得黯淡，還冒冷汗，她扶著洗手台略微搖晃著。

又拉又便秘，檢查卻找不出問題

雖然上過廁所之後，整個人緩和了許多，但她沒有再回到餐桌，而是繞道從側門離開，寧可事後打個電話跟同學道歉，也不想被對方看到自己現在這副模樣。

這樣上演衝進廁所的戲碼，已經好幾回了。艾咪從事文案工作，經常腦筋停不下來，個性容易緊張的她，知道自己的腸胃不好，對飲食的清潔非常謹慎，也不敢多吃生冷的食物，但她還是常會拉肚子，還伴隨著腰痛的現象，吃胃腸藥也沒用。常拉肚子已經夠慘了，有時還便秘得難受。她也去醫院檢查過身體，確定沒有什麼器官的問題。

容易腰酸，且腸胃蠕動明顯

艾咪的身形瘦小，腹部鬆軟而且下陷，的確看起來腸胃也不太好，她說覺得自己的消化不好，肚子時常會發出咕嚕咕嚕的聲響，也容易腰酸。

在帶著艾咪做一次腰椎體操之後，她覺得肚子開始熱熱的，有種被撫平的感覺，腰酸也減少了。

ACTION ❸

腰椎回正自癒操

第三椎體操：
芭蕾舉腿法

1 躺好後，雙腳併攏，手自然垂放在身體兩側

START

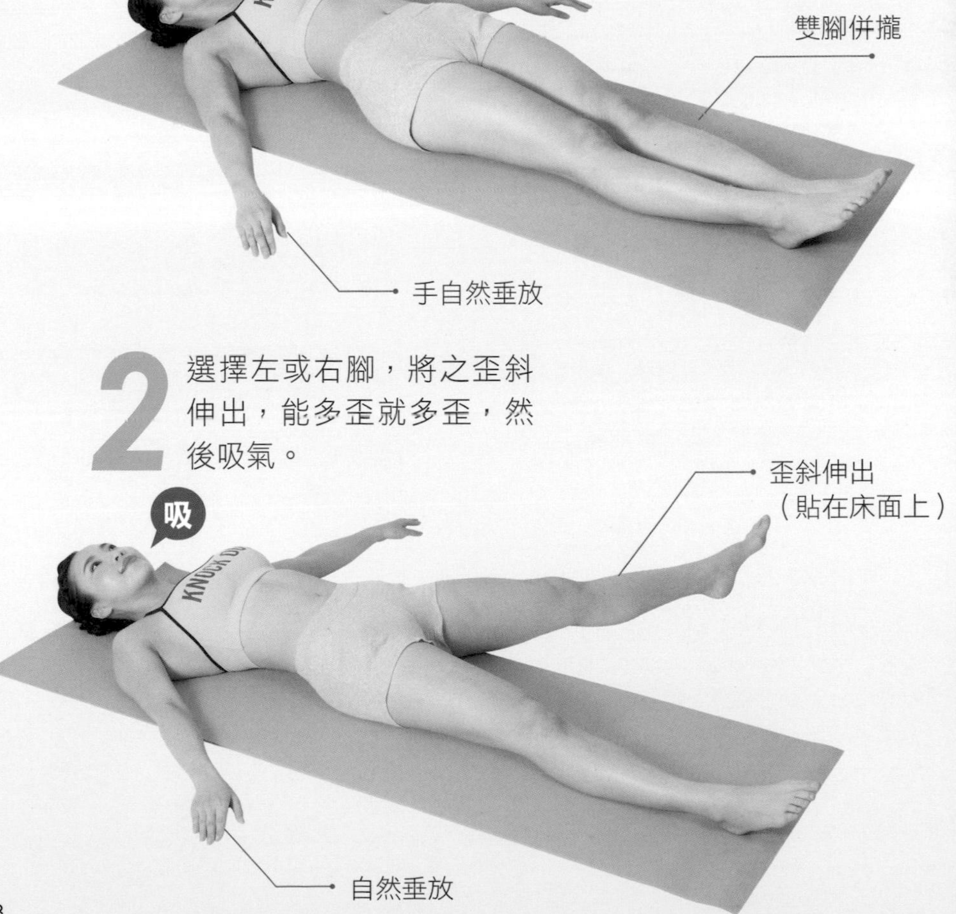

2 選擇左或右腳，將之歪斜伸出，能多歪就多歪，然後吸氣。

3 先吸氣，再吐氣，吐氣時再將腿從側邊舉直至中間，盡量與身體呈九十度，雙手抱著委中穴的位置，完成準備動作

4 若無法做到， 頭可暫時上仰，幫助腿更能貼近九十度舉直

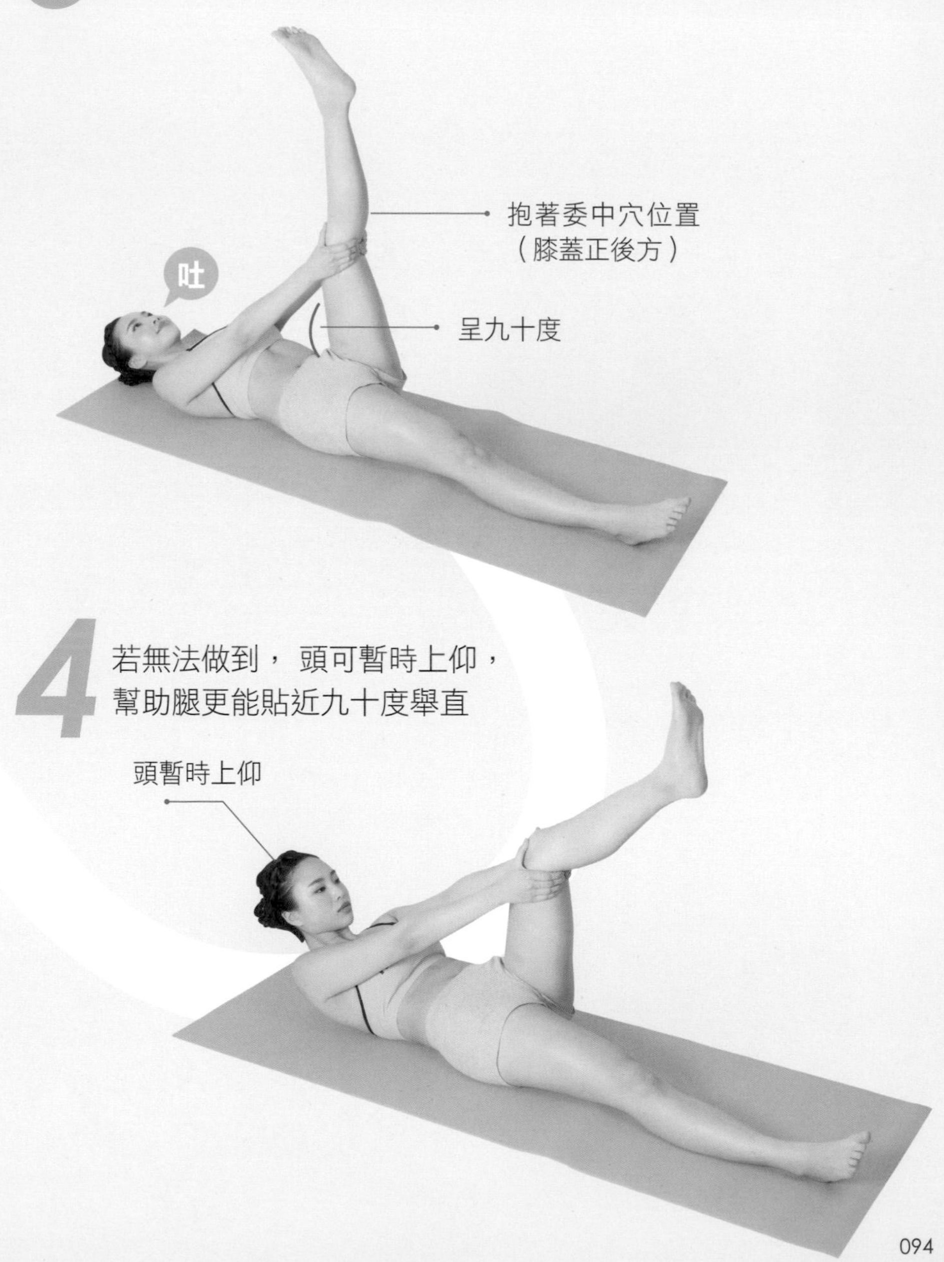

5 先吸氣，再閉息，維持此動作十秒

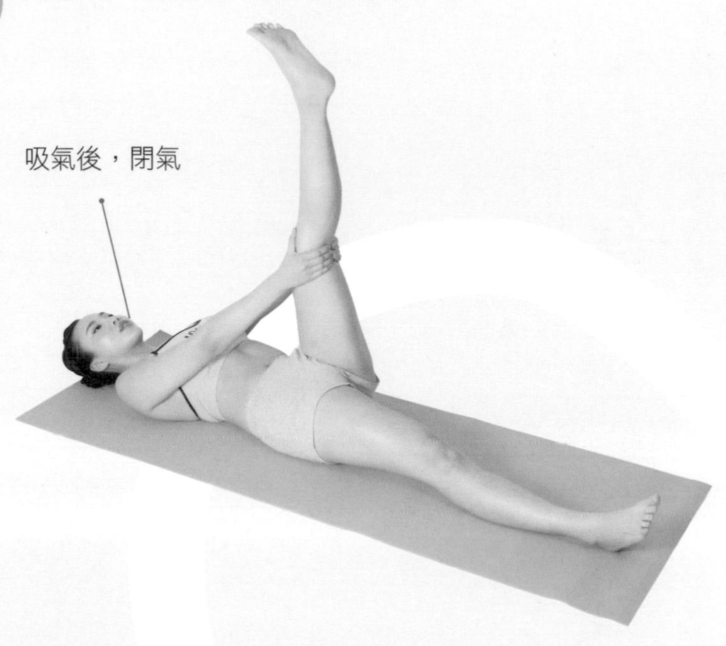

6 完成後放鬆，自然呼吸，回到準備動作，並換另一隻腳重複步驟 1~4

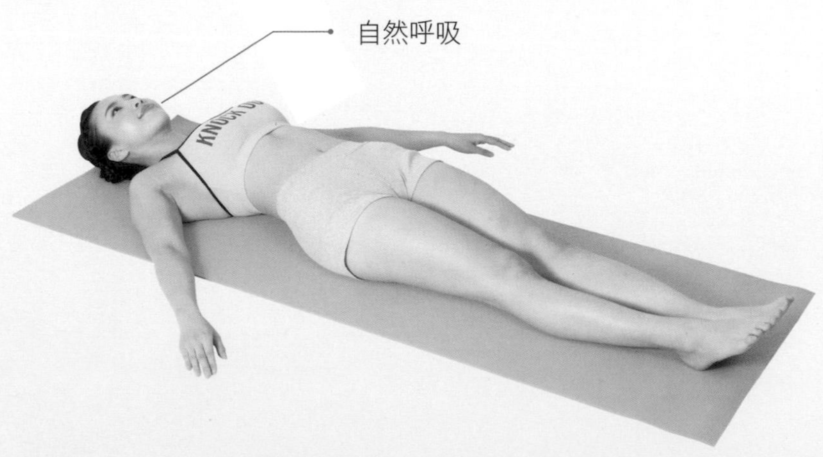

體操重點

第三椎體操：腳的角度達90°

第三椎的體操，腳的角度很重要，要拉直九十度角，若無法做到，頭可稍微抬起，但如能不抬起頭就將腳舉直是最好的，因為頭和腳的角度多少會影響效果。

當腳的角度太開時，會有快抽筋的感覺，表示血液循環不好，可以將腳收回來一些，再做這個動作。

在這個過程中，會發現有人可以輕易舉起，而有些人舉不直，這是因為肌肉太

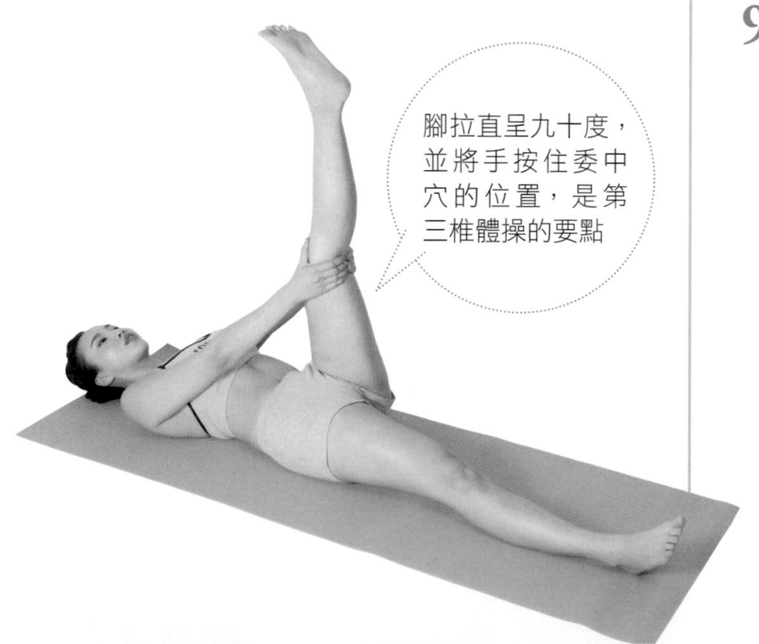

腳拉直呈九十度，並將手按住委中穴的位置，是第三椎體操的要點

緊，梨狀肌一下子就壓到坐骨，不能做到的角度就是個人的極限，也意味著需要治療、調整的部分。

另外，在做第三椎的體操時，手要按住委中穴的地方，若一下子做不來，可先暖身，將左右邊各自拉一下，再試試將腿

委中穴位於膝窩凹下處

進行第三椎體操時，要按住委中穴，才能達到效果

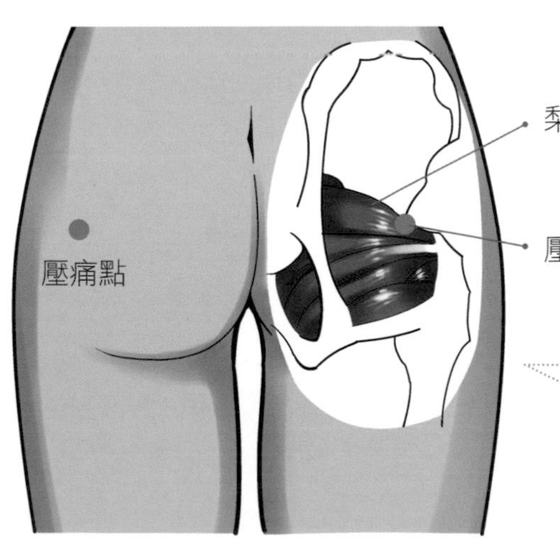

舉直，並兩手同時按壓委中穴，並將腳往後扳，因為有加壓了，對委中穴的刺激才到位。

保養第三腰椎與腸道調節的關聯

腰椎第三椎，正好對著肚臍的位置。肚臍與腸繫膜相連，為腸子的運作中樞，腰椎第三椎若僵硬，會造成腸子的機能亢奮或疲弱，容易腹瀉或便秘。其實，只要讓第三椎恢復正常，腸子自然會好。

刺激第三腰椎能改善下痢或便秘的問題，這兩者的原因都跟腸子的功能不好有關，腸液過度分泌會拉肚子，分泌過少則會便秘。所以，只要讓腸道恢復正常蠕動，功能變好，就能修正過與不及。

除了鬆開關節、肌肉，控制神經與淋巴外，血液調動也是腰椎體操的強項之一

我們曾提到腰椎第一椎的體操可以適度的調動血液，讓胃壁從乾癟恢復原有狀態，解除胃的問題，腸子也是如此。不論是小腸或大腸，只要血液量不對，就會影響到腸道的蠕動。

腸道不論是為了吸收或排出，都是透過分節的動作依序地向前推進，腹瀉者是因為腸道動得太快，便秘者則是動得太慢，甚至不動，如果有哪一節卡住了，就像在打電動，沒辦法直接跳過去，得一直推動直到通關為止。

而腰椎體操的作用之一，就是將腸繫膜的血液適度地擠向腸子，讓整個腸子的功能會恢復正常，誘發蠕動的節奏可以延續而不中斷。

解痛攻略

腸道敏感有時與食物無關，而是膽汁分泌、情緒惹的禍！

腹瀉或便秘的共同特徵：腸子蠕動不正常

拉肚子的原因有很多，飲食不當、食物中毒、緊張過度，或者身體受寒都有可能。不論是急性或慢性，當下的現象就是腸子蠕動過快、腸消化液過多，而便秘的情形則是腸道不太動。

看似截然不同的狀況，但其中的共通點，就是血液含量多寡的問題。以艾咪的例子來說，她的腰椎從第三椎以下就容易酸痛，血液受到阻礙，都積在小腸，導致腸子敏感易腹瀉，腸子有血就會活動，但不足時就不動。

大腸也一樣，便秘者經常是血液塞在薦骨處，大腸神經被壓到，血液過不去，大腸就蠕動不來。

腹瀉與膽汁過度分泌有關

因為腹瀉跟膽汁過度分泌有關，所以第三腰椎的動作在把腳舉直的當下，也會使得十二指腸收縮，膽汁就不會繼續往下跑，去刺激腸道，能達到立即緩和瀉下的情況。尤其腸胃虛弱者，若一吃冰就會拉肚子，這個動作能有效止瀉。

腸道出狀況的人，需要鬆弛第三椎

常容易腹瀉或便秘的人，腰椎第三椎通常會比較僵硬，若能鬆弛此處，腸子的運作就能恢復正常，第三椎延伸出來的神經與卵巢或精巢也會間接連結，因此對生殖系統也有保養的效果。

調整情緒也是腸道保健之法

情緒平靜者，內臟也比較不會有波動，健康者即使吃到不淨的食物，腸道也會自行處理，趕緊將水分與黏液結合，把細菌快速排出體內。若本身情緒經常不好，又剛好吃壞肚子，就會更容易卡住，引發腸子的不適。但修心不易，我們可以從腸道的保養來反推，通常胃腸功能正常的人，情緒穩定度也會比較高。

消痛急救法 手指往肋骨方向推

從恥骨上緣，往上推至肋骨處（肋骨下緣＝乳頭對下來的交叉點），左右邊各七次。

這個動作適合洗澡後做，由於第三腰椎會影響到腸道的蠕動，許多有太鼓腹者也適合做這動作，做完後腸道蠕動會恢復正常，臀部會變緊實，腹直肌也會用力

用手指往肚臍推，可立即紓緩腸胃不適

TOPIC 4

“坐骨神經”

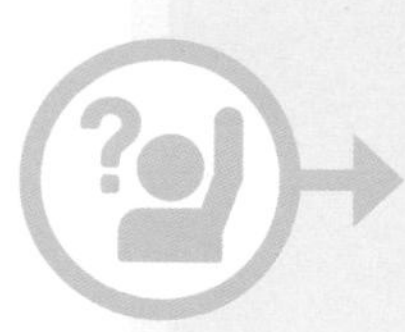

你也是莫名會腳踝疼痛的危險群？

- □ 久坐者
- □ 常穿高跟鞋者
- □ 常待冷氣房者
- □ 長時間開車者

坐骨神經的問題是出了名的難纏，不但形成的原因複雜，而且說起那種痛，有時就像閃電在你的身體裡，讓人如履薄冰，不敢輕舉妄動。

坐骨神經疼痛時，通常是單側發生疼痛，從背部、臀部、大腿、小腿一路延伸至腳底，出現放射性的疼痛，有灼熱感或撕裂感，長久下來有可能造成肌肉萎縮，甚至大小便失禁，有時一用力或是咳嗽、打噴嚏、如廁、舉重物時，便會疼痛加劇。

第四椎

主、副症狀分析評量

☑ 勾選看看，你也有同樣的情況嗎？

主症狀	□ 下肢有灼熱感或撕裂感　□ 腰酸
副症狀	□ 游泳圈小腹　□ 閃到腰　□ 腳踝疼痛

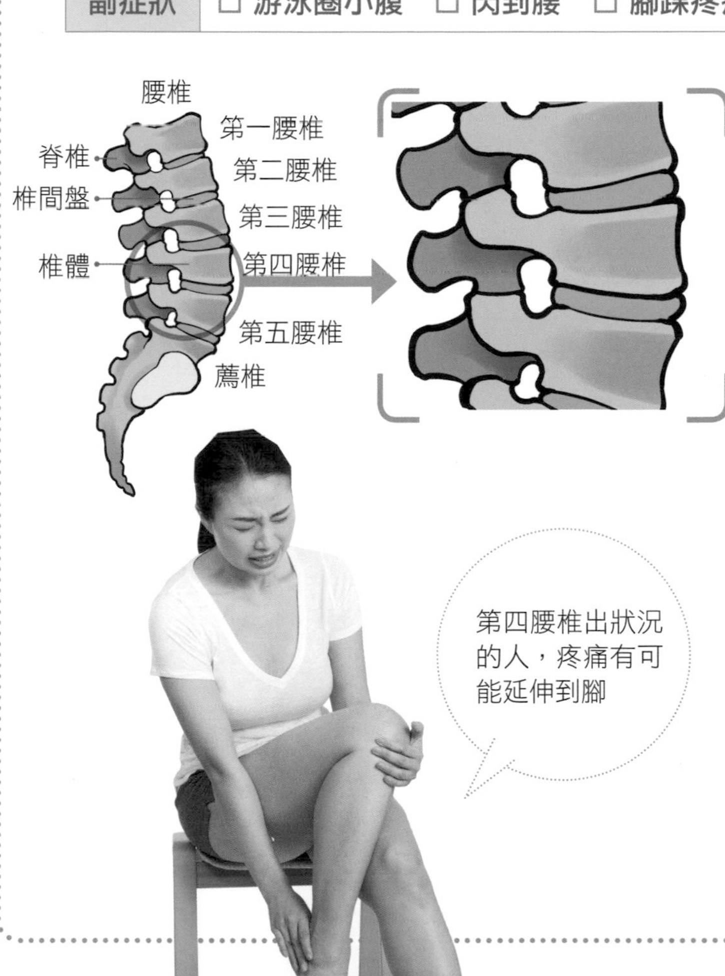

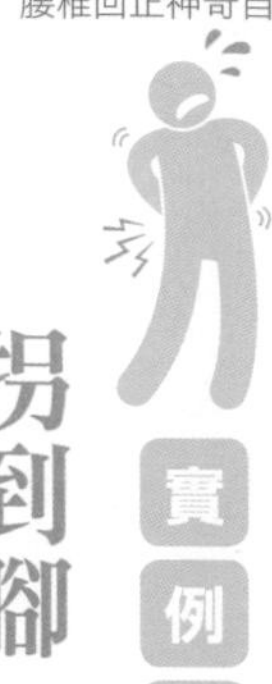

實例故事

拐到腳，竟連腿都變黑？

阿里媽媽是張阿姨的綽號，因為她就像阿里巴巴一樣，總是隨時準備要冒險的模樣，即使都已經七十歲了！

個性豪爽、熱心助人的阿里媽媽，從她小時候，家裡就是開餐廳的，連她結婚後也是跟先生一起做餐飲。

愛穿高跟鞋，再痛也不怕

也許是家中十個兄弟姊妹，練就她吃苦耐勞的本領，向來都是一個人抵三人用，還經常扮演神力女超人，獨力拎起重達五十斤的飯桶，在餐廳進出，不論裡裡外外，都可以看到她忙進忙出的張羅出好生意。

別看她工作勞累，愛美的她總說：「女人再累也不能邋遢！」以前只要出了家門，一定是亮麗裝扮，再搭配三寸以上的高跟鞋。採買時，她寧可多走一兩公里，到更遠的果菜市場去，只因為比較便宜。

阿里媽媽經常頂著烈日，足踩高跟鞋，拎著幾十斤的菜走回去。你問她會不會腰酸背痛？「當然會啦！只是一忙就忘了痛。」不過，總在彎腰後或久坐起身時，她的腰就酸到不行，但阿里媽媽最多咬咬牙忍著，等最不舒服的瞬間過了再繼續忙，「沒辦法啦！誰叫我有五個孩子要栽培呢！」

腰酸到腿、膝蓋，甚至睡不好

再怎麼酸痛難耐，阿里媽媽手邊的工作從未停歇，最初，她只要多休息一下，過個幾天酸痛就自己不見了，但隨著年紀增長，勞損卻未減，有時，腿後的筋好像仇人般死命地揪著不放，還會痛到膝蓋的後方，甚至連夜裡都常睡不好。

醫生囑咐阿里媽媽別走太多路，別讓腳太勞累，因為她的腳筋長期被拉長，已經到了極限。

走路拐到腳，疼痛延伸至腳踝，雙腿也無力

偏偏親戚的女兒要出嫁，特別拜託她在婚禮那天幫忙牽新娘，他們說阿里媽媽是好命人，孩子個個有出息。她不但一口答應，當天還穿得比親家母還亮麗，特別是一雙高跟的馬靴，時髦得很。

在這樣的場合裡，家族許多親友都出席，好人緣的她這邊招呼、那邊哈啦，一時之間都忘了自己的腳需要照顧。當她受邀上台祝福新人時，才走了一兩個階梯，就聽到啪一聲，腳還拐到，她暗自叫苦，「該不會是腳筋斷了吧？」

阿里媽媽知道自己的腳有狀況了，心裡雖然七上八下，但臉上還努力堆

著笑容，這可是喜慶的場合，她不願意露出一絲苦臉。喜宴結束後，新人甜滋滋地捧著糖果送客，而她卻開始托著腳，想要對付那不知從何揉起的疼痛。

雖然阿里媽媽向來是天不怕地不怕，但畢竟年紀大了，身體不再像年輕時容易恢復，而且她發現自己小腿到腳掌變得黑黑的，腿抬不高，走路時總覺得重重的。

後來，疼痛經常會從背後的臀部延伸至腳踝，踝骨處腫腫的，一摸就痛，再來膝蓋變得腫脹，雙腿也無力了。對於平日閒不下來，總是趴趴走的她來說，身體的痛她很能忍，但如果不能出門走動，對她來說，比天塌下來還嚴重！

拐到腳，造成坐骨神經腫脹而形成惡性循環

阿里媽媽的情況與坐骨神經有關，除了勞損之外，還有她的生活習慣，

如拎重物、穿高跟鞋、走遠路、腳踝老是拐到等。腳踝是坐骨神經的起點，腳拐到後，造成坐骨神經腫脹，神經腫大後，電阻變大，就沒有反應，而肌肉因此不會收縮，漸漸形成惡性循環。

除了先幫她做些牽引調整的動作之外，再帶著她做體操，她發現自己的腳可以抬得更高了，而且下半身整個輕盈了起來。「欸，我應該可以跟朋友去爬合歡山囉！」七十歲的她眼中閃耀著如孩子般興奮的光芒，看來阿里媽媽又恢復元氣了。

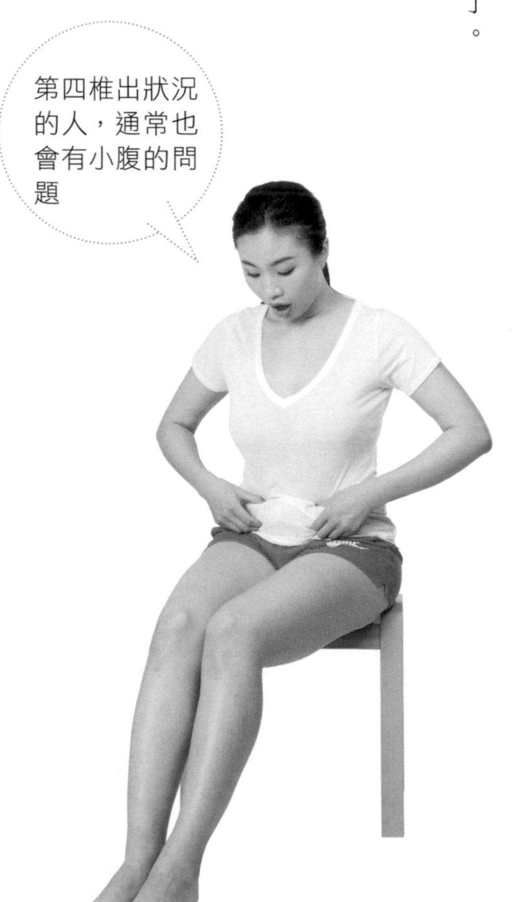

第四椎出狀況的人，通常也會有小腹的問題

ACTION ❹

腰椎回正自癒操

第四椎體操：上下伸展發芽法

1 雙腳盡量往左右撐開，直到可接受的程度

START

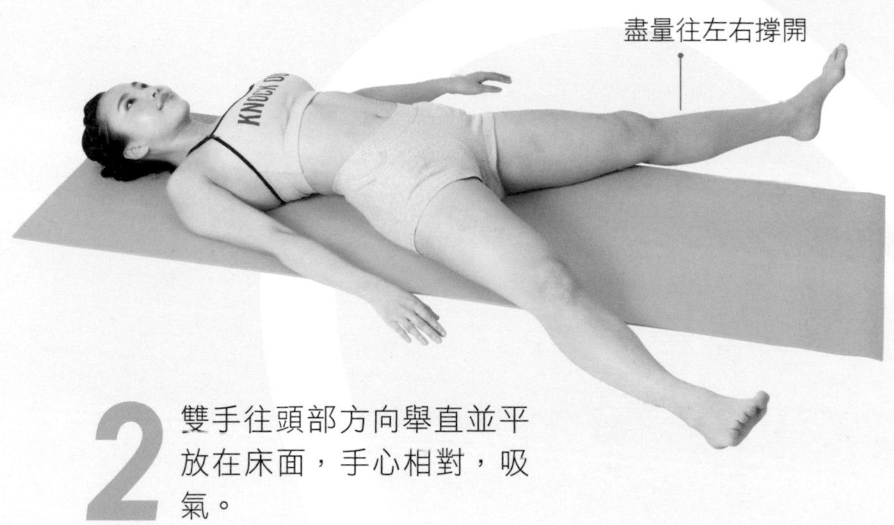

2 雙手往頭部方向舉直並平放在床面，手心相對，吸氣。

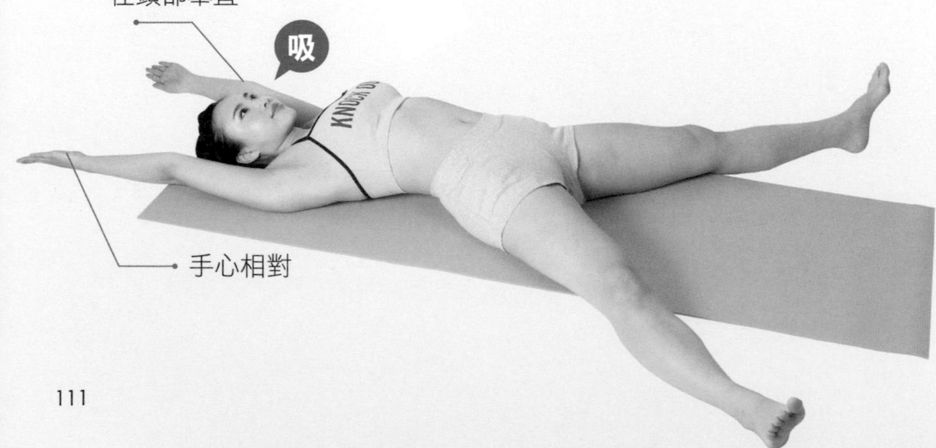

3 先吸氣，再吐氣，吐氣時，上舉的雙手向上拉，雙腿往前延伸，腳板內壓，手與腳同時用力伸展

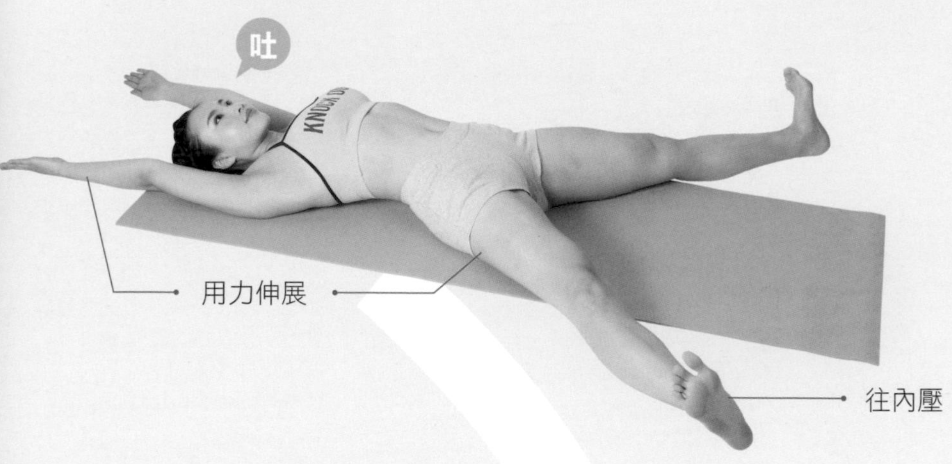

4 當手與腳伸展到極致時，停住動作，先吸氣，再閉息十秒

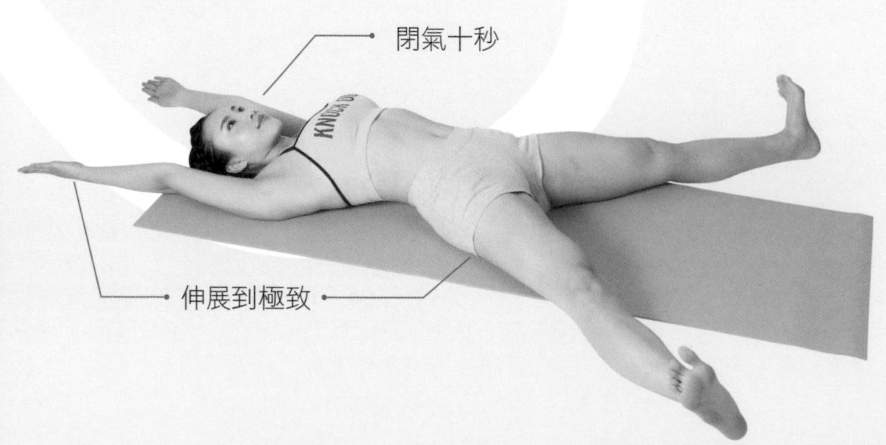

5 完成後放鬆自然呼吸，回到準備動作，並休息十秒

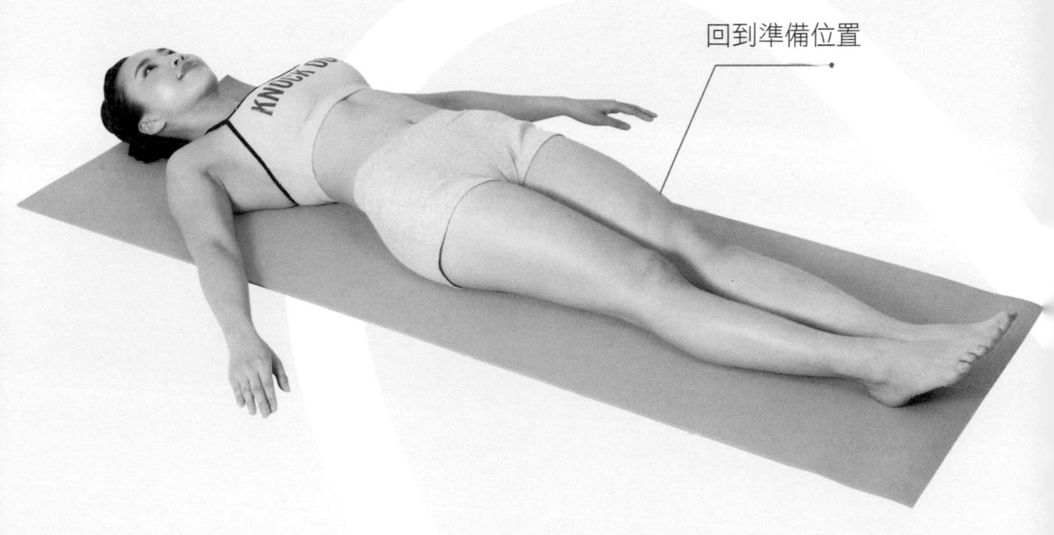

體操重點

第四椎體操：強健的腹直肌讓腰線漂亮

第四椎的體操中，手要上舉用力撐開，這動作可對第四腰椎有效地活絡之外，還可牽引腹直肌，因為平常許多人坐姿不端正，容易前傾還凹著身。腳的繃直也是重點之一，為了刺激坐骨神經，達到誘發腹直肌活化，躺下來時用力撐開腳，坐骨自然會下壓，可以直接有作用力。因為很多人的坐骨神經不夠活化，或常被壓扁，壓久後就沒反應，所以腹直肌無力、無法伸展，腹部就容易凸出。

第四椎可瘦腰的兩側，有助於腰的曲線雕塑

人體的經脈絕大多數都是縱向，而帶脈就像一條腰帶，以横向方式在人

的腰際之間將所有欖像經脈束起來。帶脈也是處理婦科問題的常見穴位，許多婦女不見得會游泳，但卻自備游泳圈在腰間，怎麼減重也瘦不到這裡。若能活化腰椎第四椎，腰身會瘦下來，線條也會更明顯，更能向水桶腰說BYE-BYE。

當進行第四椎動作，把上下同時拉開時，會感受到腹部中間有一處硬硬的地方，即是丹田處，這樣的動作也可以直接刺激丹田，以達保養之效。

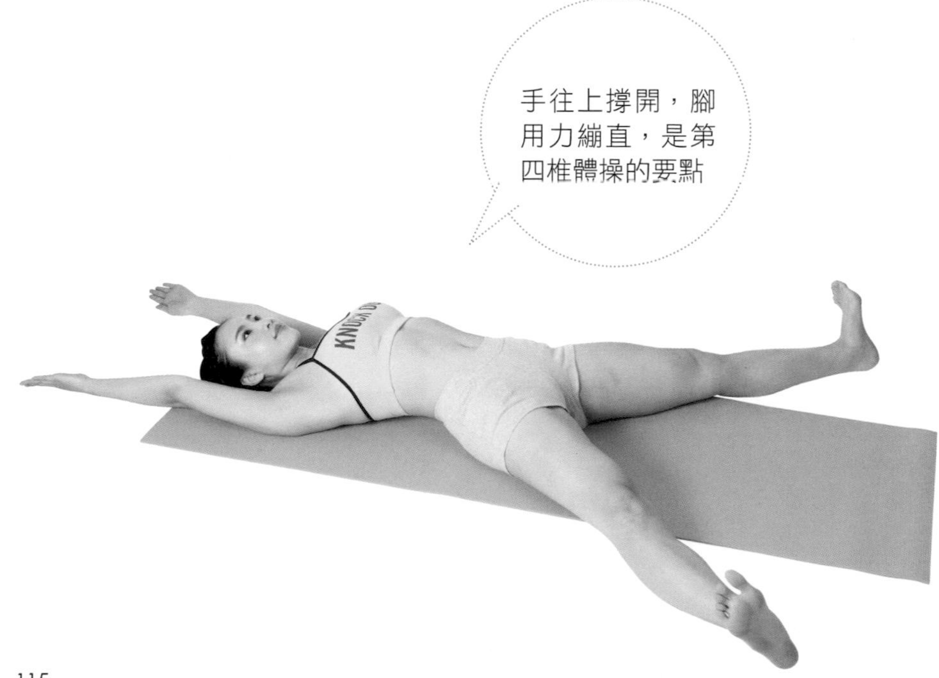

解痛攻略

腎氣不足才是坐骨神經疼痛的元兇！

坐骨神經：主宰下半身的運動與感覺

現在登場的這一位正是神經界的重量級大咖——坐骨神經，是人體中最粗的神經，也是管區最大的神經，其神經幹、神經束，像樹根一樣散開，族繁不及備載的神經分支主宰著下半身的運動與感覺。

其主要神經支的開頭是從腰椎第四椎、第五椎，至薦骨。從梨狀肌出骨盆到臀部，再延伸至足部，但它的分支從腰椎第一椎開始就有連結，所以整個腰椎、骨盆到足部都是它的主場。要想把脊椎保養好，可得好好巴結坐骨神經啊！

坐骨神經疼痛與腎氣不足有關

坐骨神經的症狀大多是因為勞損而造成的，較少因為外力直接影響，我們有些毛病都跟腎氣不足有關，像是聽力衰退、容易閃到腰、坐骨神經疼痛。

而腎氣不足則與第四椎有關，從臀部後方腸骨稜（髂骨稜，Iliac Crest）的上緣畫一條直線，就是第四椎的位置，此處常酸痛的人，腎氣也比較不足，許多生產過的婦女，到了一定年紀之後，此處常會酸到不行。

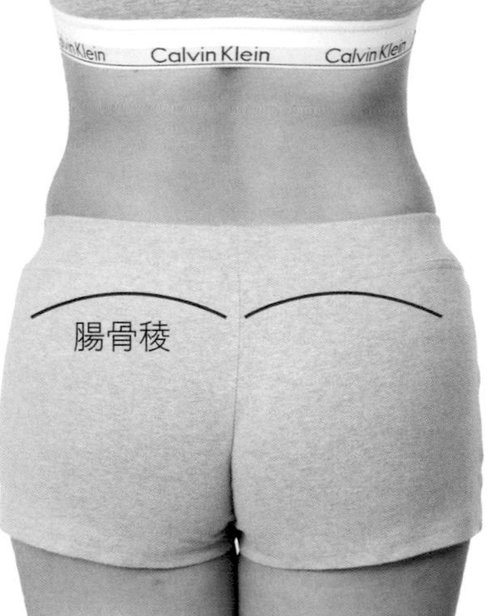

腰椎第四椎位於腸骨稜的上緣，若常感到酸痛，則是腎氣不足的象徵

腳踝的問題不可輕忽

大部分的坐骨神經問題，常跟腳踝有關，因為坐骨神經的終點就是在腳踝處。許多人拐到腳不以為意，認為只是拐一下而已，但就是這個「而已」，會讓我們付出慘痛代價。有些人甚至出現踝部腫脹時，還以為是變胖引起的。

其實不論胖瘦，正常的腳踝都應該有個明顯的弧度，腳一旦拐到沒有調正，不但會直接影響到坐骨神經，也會骨牌效應般影響骨盆、腰椎，甚至整個脊椎的健康！

常被混淆的坐骨神經疼與下背痛

坐骨神經痛包含下背痛，但下背痛卻不一定是坐骨神經疼痛。

下背痛原因有很多，例如：子宮肌瘤、卵巢囊腫、受涼、痙攣、薦髂關節脫位等，都有可能引發下背痛，這些疼痛會傳導到肚臍以下，而冬天腎氣虛弱，也會造成下背痛。

真正的坐骨神經疼痛的情形是動不了，只能用拖行的。腿無法彎曲，因為影響到運動神經，坐骨神經疼痛表示椎間盤已壓迫，所以不論是運動或感覺神經都會被壓到，不但動不了，還會疼痛的厲害。

大部分的下背痛都是腰椎引起的，以前真正坐骨神經疼痛的人不多，而是下背痛較多。但是，現代人生活習慣改變，因為較少運動，肌肉無力、容易拐到腳，反而坐骨神經疼痛的人變多了。如果只有疼痛，但還能轉動，就不是坐骨神經痛。若躺下時，連腰都不能轉的，就是典型的坐骨神經問題。

坐骨神經是由腰椎第四、第五椎，加上薦骨的神經組合成一大束。坐骨神經範圍大，影響到第四、五椎與薦骨的相關神經，想分辨到底是坐骨神經還是下背的問題，通常會先觸診下背，按壓神經節，如果神經節會痛，就是下背痛。若是腿的後面，例如委中穴，輕輕摸就很痛，腳踝兩側的坐骨神經頭會腫脹，才是坐骨神經疼痛。

消痛急救法 拳頭刺激委陰穴

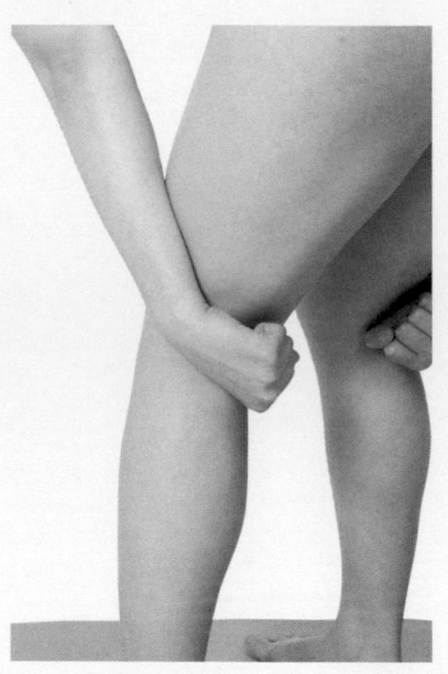

1 蹲下後，將拳頭塞進腳膝彎曲處，拳頭要刺激到委陰穴

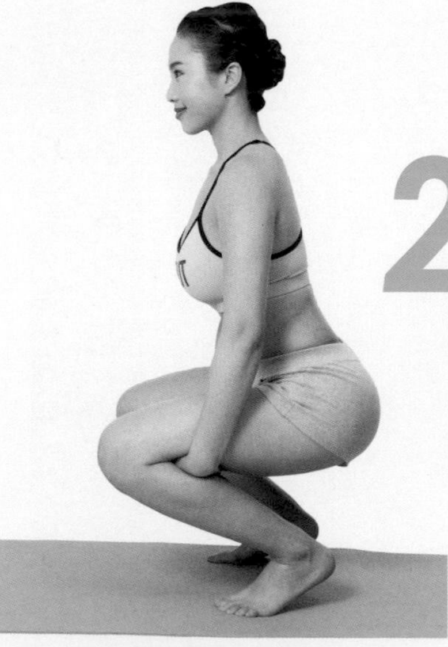

2 蹲下時頭抬起看著前方約十秒，即可減緩腰酸，而下半身也會變輕

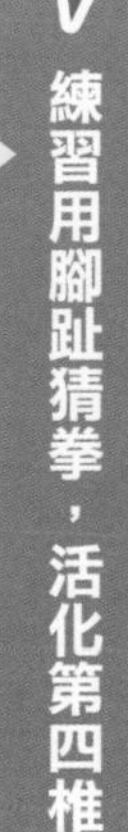

想要活化腰椎第四椎，除了平常走路時要專心外，還可多練習用腳趾頭來握拳或猜拳，有趣又有保養之效，對骨盆也有好處。

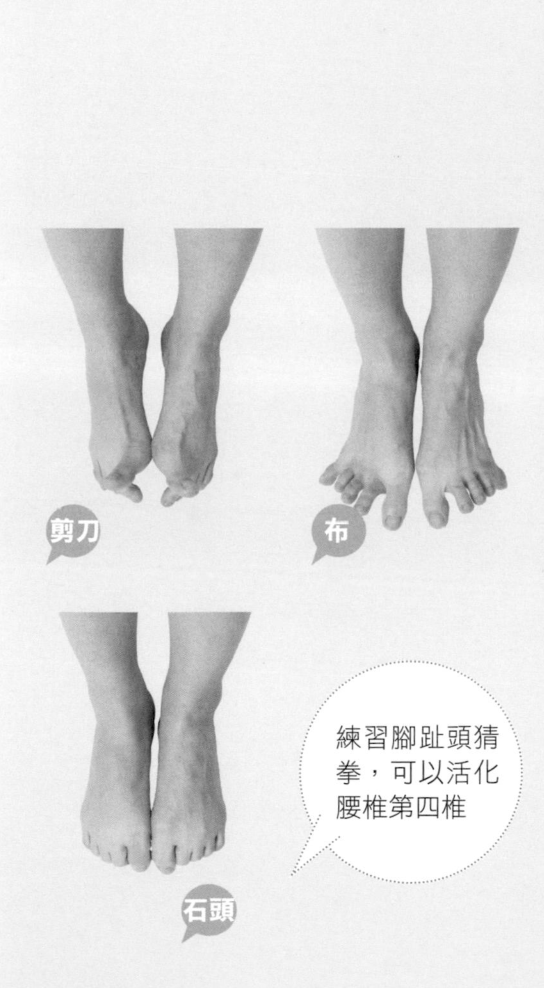

TOPIC 5

“水分代謝異常”

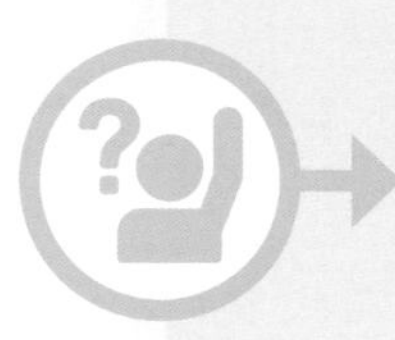

你也是看起來有點水腫的危險群？

- □ 腦力消耗過度者
- □ 久坐者
- □ 長時間開車者
- □ 年長者

以前老人家說得好，只要吃得下、睡得著、排得出，就不擔心啦！話又說回來，這看似簡單的要求，卻是很多人不容易辦到的，例如：有些人因為頻尿，老跑廁所，可是好像都沒有解完，就像一齣怎麼演也演不完的爛戲，這種被形容為海綿寶寶症候群的人，好像吸附了很多水在身上，卻又擰不乾，可是說也奇怪，去檢查泌尿系統，器官卻沒啥問題，而且這類人除了看起來有些水腫，也會出現腰部酸痛的情形，其實這兩者也有些關聯。

第五椎

主、副症狀分析評量

☑ 勾選看看，你也有同樣的情況嗎？

主症狀	□ 小便不順　□ 排尿時間長　□ 腰酸
副症狀	□ 尿量少　□ 閃到腰　□ 肛門有灼熱感

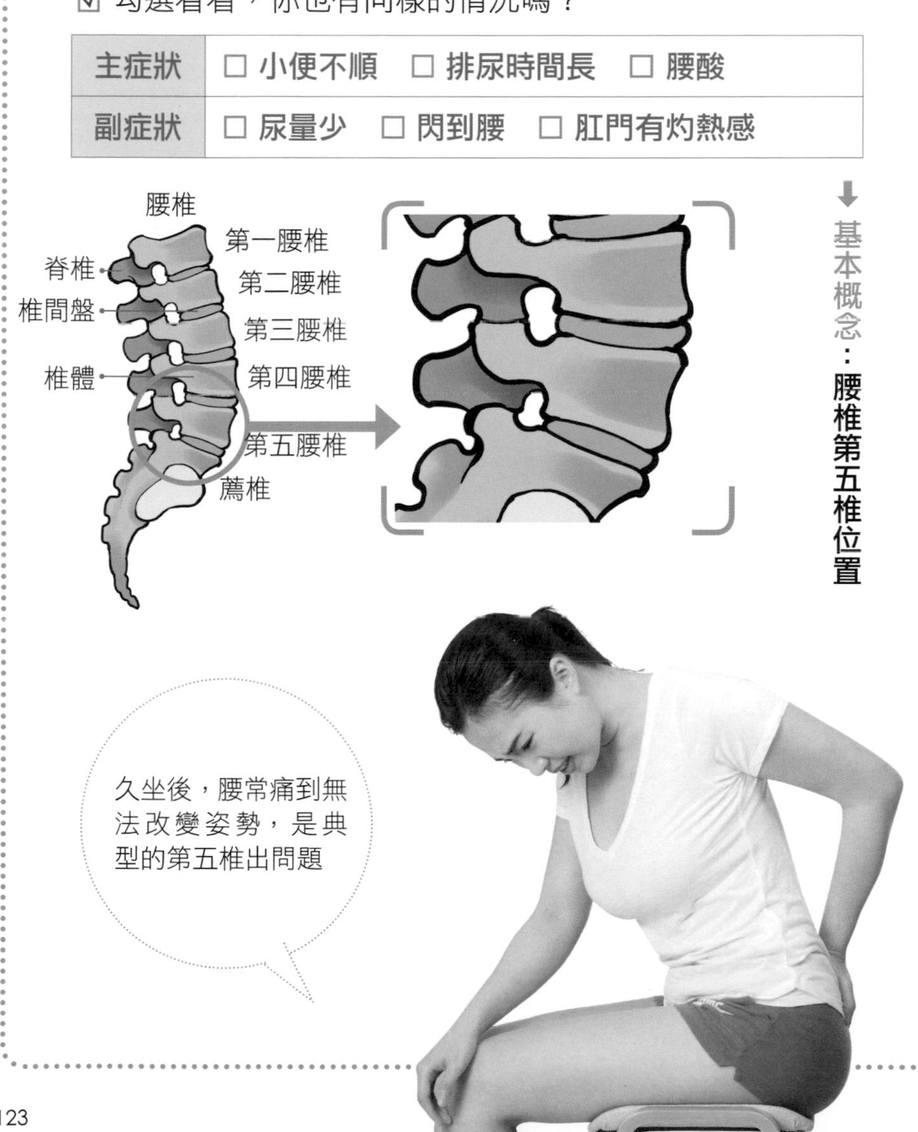

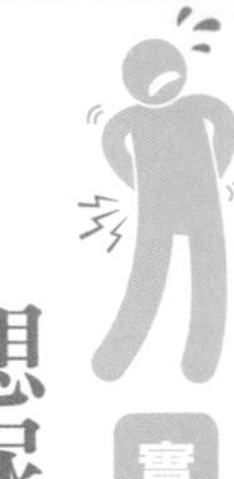

實例故事

想尿想不出來，尿又尿不乾淨

大頭蔡，科技公司的高階主管，45歲，從小就有個科學家的夢，頭大大的，自然捲的頭髮，時常愈理愈亂，一副大框的眼鏡，下半身卻配個細細的鳥仔腳，彷彿所有的養分都集中在頭部了，挺有科學家的FU，不過是很卡通的科學家。誒，別說，柯南也是他的偶像之一，有時他還真會刻意帶個領結，穿條吊帶短褲，等待同事們的稱讚，大家總先說聲：「哇，好像喔！」然後爆笑開來，但他也不以為意。

久坐後，腰痛到站不直，檢查卻沒有毛病

工作上，大頭蔡還真的需要從細節中偵錯，但有件事他想不明白，他也沒做什麼勞力活，但是為何近幾年來開始覺得腰容易酸，尤其是雙手叉腰時，腰部最細的部位，有時酸得不知如何是好，身體總會略歪一邊。有時久坐後要起身時，腰際會直不起來，很酸痛，需等好幾分鐘才能移動。最初大概是半年痛一次，只要休息一週就不痛了，但現在疼痛的頻率愈來愈高，尤其是天冷愈縮著，愈不想動，起身時愈容易不舒服。

最麻煩是開車時，當他坐進駕駛座，要將身體轉正那一瞬間，腰部會很酸痛，但就那麼一下下，等下車時從坐姿起身，疼痛感又攻擊他的腰了。

他往往低聲地咒罵一聲，還是皺著眉乖乖地坐定，等瞬間最大疼痛感過了，再開車門，偏偏他的車了又是底盤很低的那種。突然間，原本最喜歡的

開車，對他來說卻變成酷刑，只好改搭大眾交通工具，一開始他擔心自己是否有脊椎側彎或椎間盤突出的問題，但去檢查過，並沒有這樣的情況。

小便無力，還變細、變慢，想尿也要等很久

說起來，大頭蔡是典型的科技宅男，用腦過度、壓力太大、工作勞累、心力交瘁，而且作息不正常，上班得盯著電腦，回家後紓解壓力的方式，就是關在房間內玩電動。而且，小孩都知道別在那段時間吵爸爸，因為他根本變成植物了，就種在電腦前，怎麼拔也拔不開，問他什麼也不會搭理。

就這樣，每天從睜開眼睛，到晚上休息前，眼睛一刻也不得閒，而且幾乎都是坐著。

現在，除了腰痛的問題，竟然連小便也開始變細、變慢，他原本也沒特

別注意，直到後來開始覺得解尿時愈來愈無力，晚上得多跑幾遍廁所，但想尿的時候卻得等很久，或者才剛小解，卻感覺沒釋放完全。

攝護腺肥大，吃藥也沒太大改善

有一次，大頭蔡想上廁所，卻解不出來，這下緊張地衝去醫院檢查，得知自己開始有攝護腺肥大的情況，他不太能接受的問醫生：「我年紀又不大，這種毛病不是老人家才會有嗎？」嘴硬歸嘴硬，但還是得面對現實。在吃了一陣子的藥後，他覺得改善有限。

滑倒後，腰痛蔓延到肩膀

年前，大頭菜在家裡不慎滑倒，他是左腳滑倒，手有撐一下，並不是直接撞到臀部，但卻坳到腳踝，造成腳踝腫脹，這時，熟悉的腰後痛又來參一腳，還傳到了肩膀。麻煩的是，尿不出來的問題愈來愈頻繁了。

當他聽到這些症狀也跟腰椎有關時，還覺得不可思議，不過，在調整過腰椎後，請他每天開始練習腰椎體操，兩週過後，他開著車前來，並告訴我：「太好了，我現在不用受酷刑了。」

長時間忙碌工作，容易使腦神經衰弱，造成腎氣不足，進而影響第五椎的功能

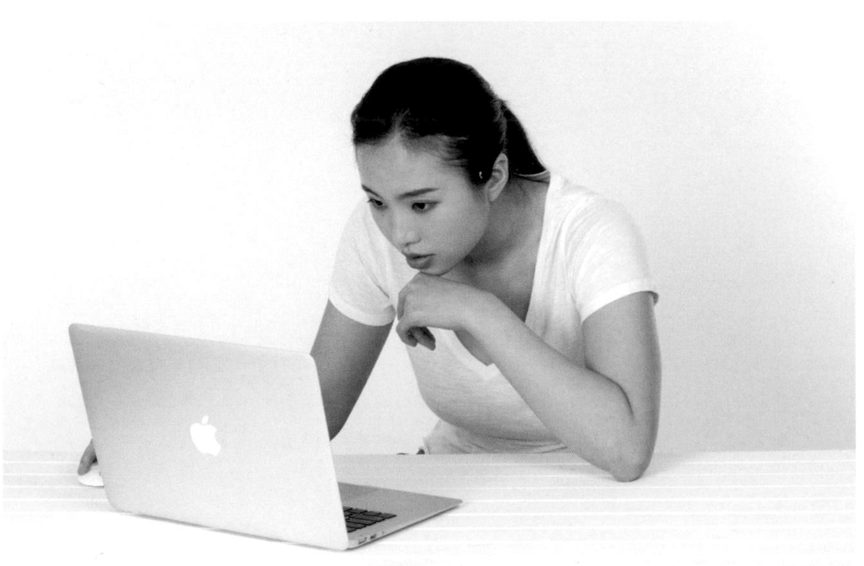

ACTION ❺

腰椎回正自癒操

第五椎體操：腳跟抬臀法

1 手自然貼放在身體兩側，手掌貼床面，腳盡量打開，能撐多開就多開

START

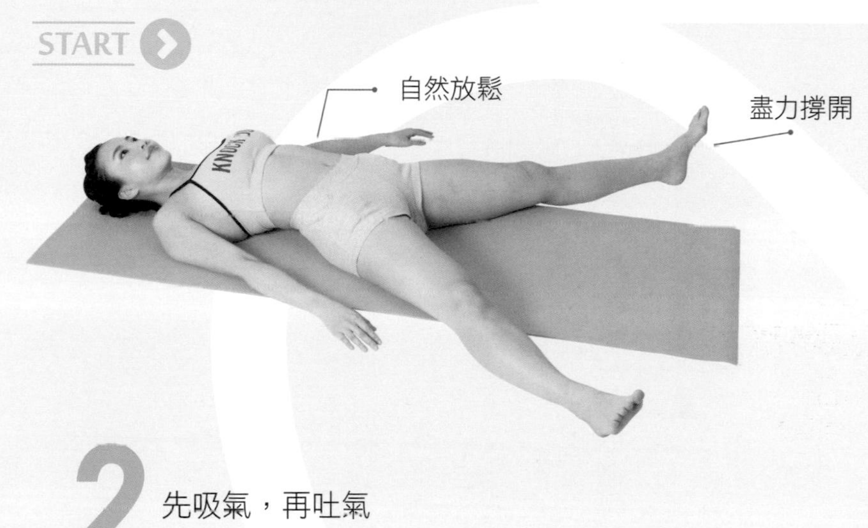

2 先吸氣，再吐氣

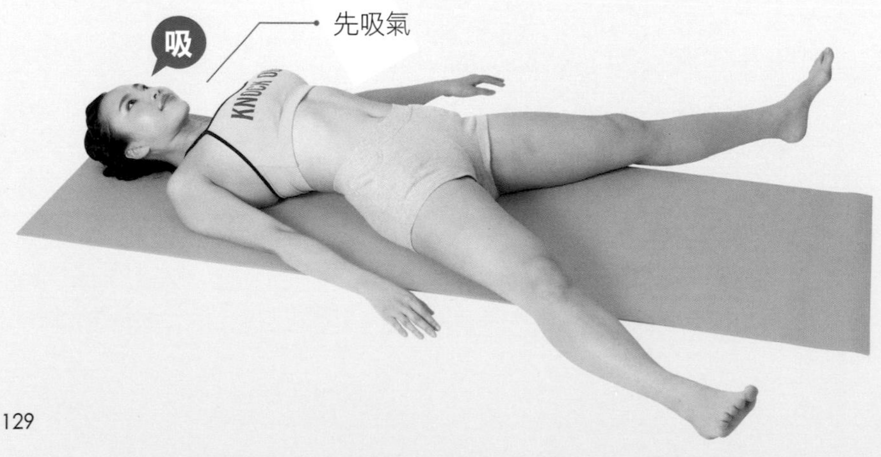

3 吐氣時，上半身不動，下半身的腳跟頂著，將臀部抬高懸空

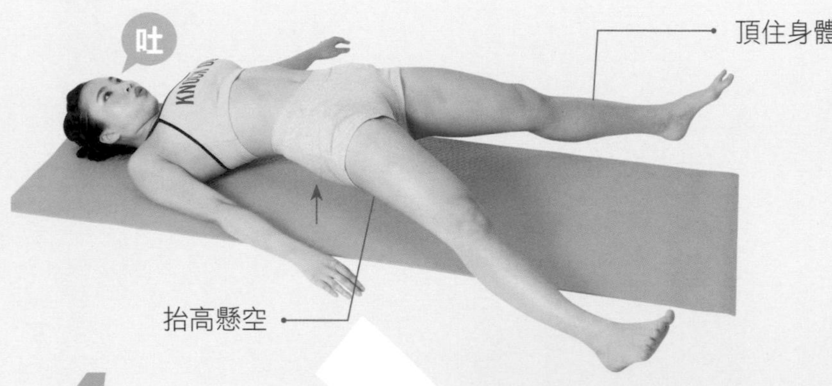

4 維持動作，再次吸氣後，停息十秒

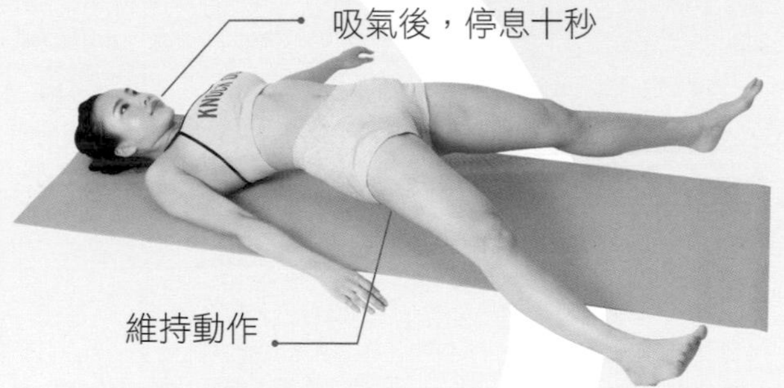

5 完成後放鬆 讓臀部回到床面，自然呼吸，休息十秒

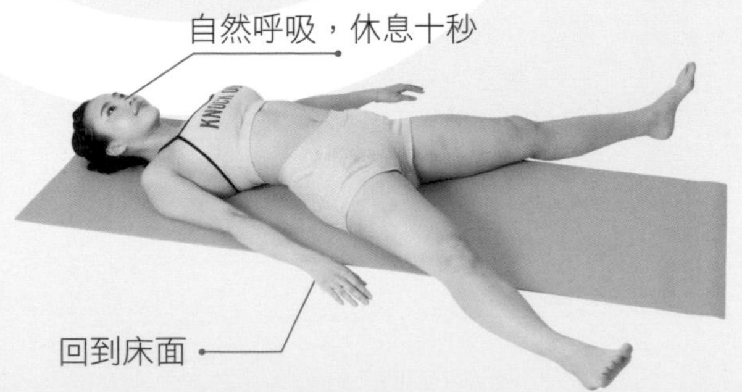

體操重點

第五椎體操：補強丹田的能量

第五椎與丹田的位置相對應，丹田能量強，身體的水分代謝就好，丹田有力的人比較有活力，也更能面對外界的壓力。

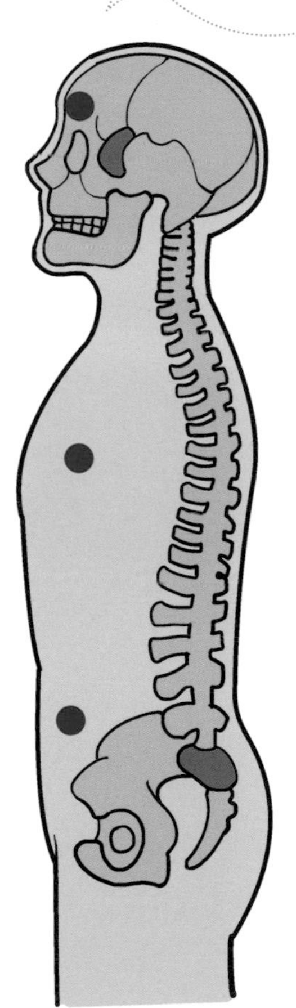

打通第五椎，同時也能創造性福

本套體操既可保養健身，又可自我測試腰椎機能的強弱，以第五腰椎的體操的主要動作來說，關鍵處就是下半身。一開始，雙腳能撐多開就多開，之後要用腳跟頂著，將臀部懸空提起，這時，依照個人能做到的程度，就能反應出身體機能的強弱。

例如：雙腳盡量打開時，若有的人本身腎氣不足、氣血循環較弱，就會有快要痙攣的感覺，所以要以自己的限度，且不要硬撐為佳。因為本套體操法，強調的是透過溫和的刺激，以不造成身體負擔的情況下，來做最有效的活化，所以，在撐開雙腳的過程中，若覺得有些負擔，就再縮小角度一些。

此外，配合著吐氣，要將臀部抬高、腰部懸空，很多腰椎有問題的人，在練習此動作時，臀部只能抬起一點點，甚至無法抬起。以女性來說，通常這也反映出子宮與陰道的收縮不力，男性則是膀胱無力。

如果這個動作能信手捻來，輕鬆達成，也表示個人的「性福」指數較高，因為要做到這個動作得運用到骨盆的肌肉束，也會刺激到女性的陰蒂後神經，所以練習時，也不能用手去幫助臀部推高，而是要靠自身的腹部力量來動作，才能真正鍛鍊到下半身。

為何第五椎體操要頂著腳、抬臀？

因為第五椎躲在腸骨稜裡，不抬高的話就無法活動到，只能凹一下腸骨稜，才能活動到第五椎。

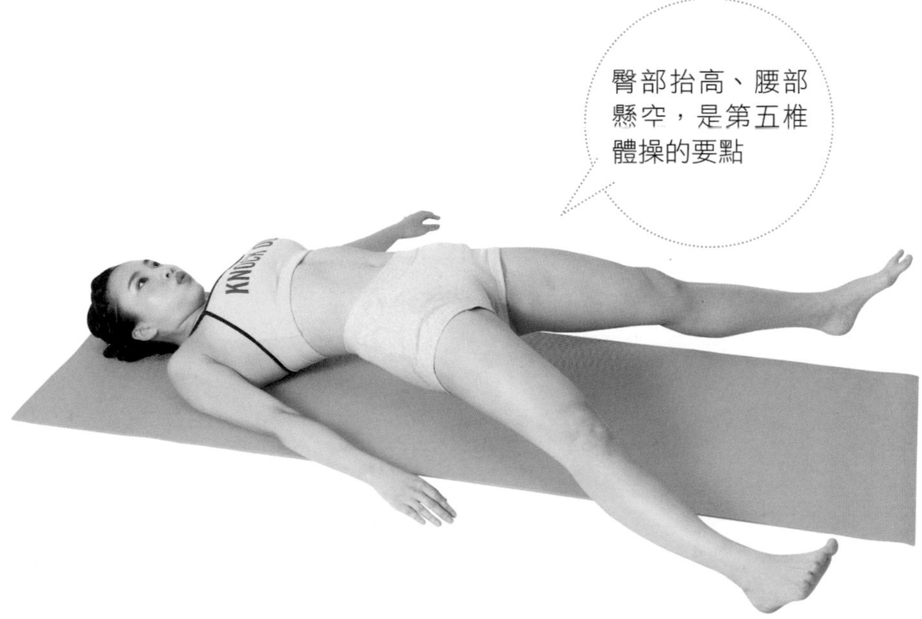

解痛攻略

第五腰椎與膀胱、水分代謝息息相關

水分代謝異常與膀胱有關，活化第五腰椎可保養膀胱、調節水分

尿不出來、頻尿、夜尿等，都是水分代謝異常的現象，由於膀胱與第五腰椎相鄰，第五腰椎若僵硬或歪斜者，會影響膀胱的儲存水分的能力，容易出現膀胱炎。而且膀胱與「腎」會相互影響，要靠腎的運化，而藏於膀胱，才能完成小便的過程。想解決第五椎的問題，不只膀胱要顧，腎氣也得提升。

以大頭蔡來說，工作忙碌、心力耗損大，也因沉迷網路世界，平常處理過多垃圾訊息，導致腦神經衰弱、肝氣低下，腎氣容易不足，再加上跌倒，讓第五椎循環變得更差，也會直接影響膀胱與水分代謝。

其實，有的人同樣很忙，但卻仍舊注意作息與飲食、保持運動，還是很健康，所以，作息很重要。

第五腰椎功能不佳也會影響到膀胱經

在身體各經絡中，位於背部的膀胱經最強壯，可以抵禦外侮。你瞧！要是被人圍毆，無力還手時，人們通常會出現抱著頭，將胸腹縮起來保護著，讓背部去面對敵人，因為比起其他部位，背部算是最有抵抗力的。

因此，如果膀胱經弱化了，容易造成個性退縮，無法抵抗外侮，相對地，抗壓性也比較差。

膀胱的後方就是子宮、卵巢，因此一些婦科問題也會引起頻尿

有些婦女的頻尿問題，是因為膀胱被子宮壓迫，子宮因繫膜無力，所以

往下墜。膀胱與水分有關，也跟血液的流動有關，流動愈順，分解品質愈好，內膜愈容易被輸送與代謝。反之膀胱不好，水分流失太多，血液濃度高，血壓上升，內膜代謝也會變差。

第四、五腰椎間，最容易出現椎間盤突出的問題

過度勞損、施力不當、負力過重、不良姿勢，或直接撞擊，都有可能造成腰椎的問題。其中，椎間盤突出（俗稱骨刺）所造成的困擾，讓許多人聞之色變，久坐、久蹲、負重者的第四與第五椎間是腰椎最容易出問題之處。當然一般人要嚴重到這樣的程度並不容易。

對大部分的人來說，只是因為脊椎周遭的肌肉拉扯，或血液濡養不足，導致暫時性的歪斜，只要能將關節鬆開、平衡肌肉的拉力、加強血液的質量，椎間盤就不容易出現問題。

消痛急救法 按壓委中再壓腿

1 腿先抬起在放在椅子上，大拇指按壓在委中處

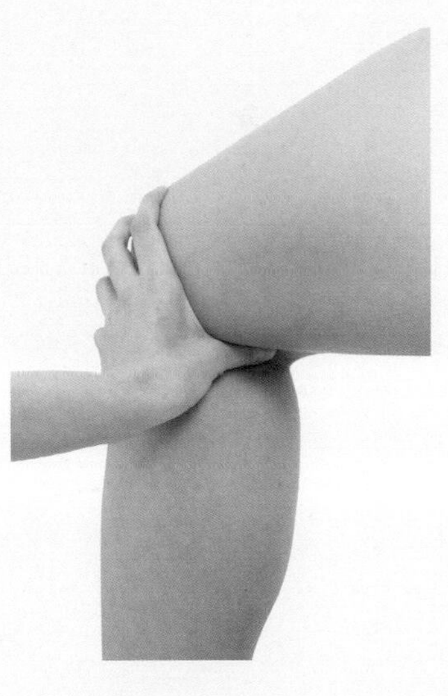

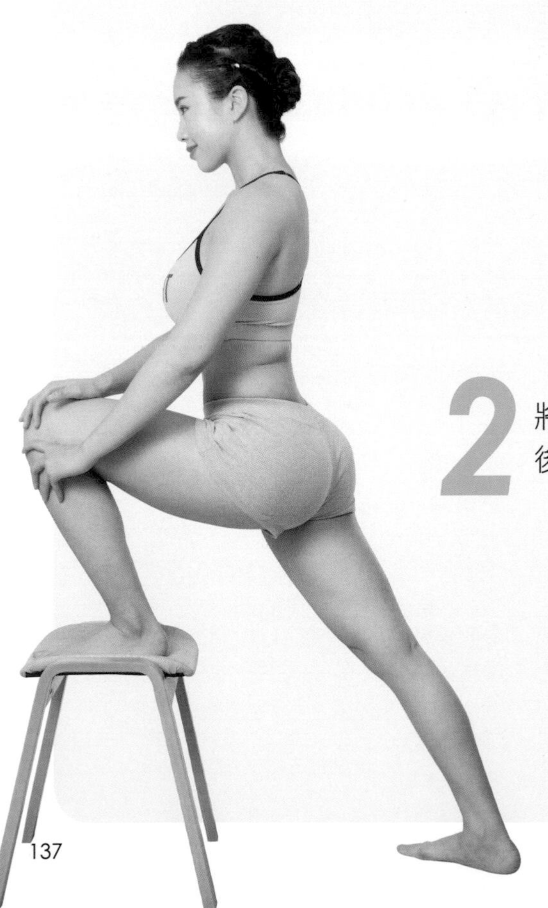

2 將手指夾緊後，往前壓腿，後腿拉直，持續此動作十秒

椎間盤小常識

椎間盤在脊柱來說，就像一個避震器，可以分散並且吸收脊椎承受的重量，讓骨頭與骨頭之間得以串連並運作，同時也將脊椎隔開，讓神經根可以從脊髓穿出到椎間孔。

椎間盤的成分含有高比例的黏多醣，看似液體卻不會被壓扁，因為它是六角結晶，就像一堆球，很難真正的壓扁。但有可能因為不平均的擠壓，導致變形。特別的是，椎間盤的髓核充滿水分，白天活動後，水分流失，椎間盤會變得比較薄，但經過夜間睡眠，椎間盤吸收足夠水分，恢復回原來的厚度，所以白天跟夜間的身高其實有別。

年輕人因為髓核的水分較多，所以只要一減少，會比較明顯。年紀愈大，髓核的水分變少，身高差距也會變小，但是，會隨著年齡增長，身高會逐漸變矮，這就是俗話說的「老倒縮」。

有些椎間盤萎縮的，可再透過刺激成長，但小朋友無效，因為黏多醣較多，無法調整。三十歲過後，轉為膠原蛋白為主，所以像手風琴一樣，拉長就能吸收更多膠原水分進來，膠原蛋白夠多，久了也會纖維化、有凝固感，比較不會被壓扁。

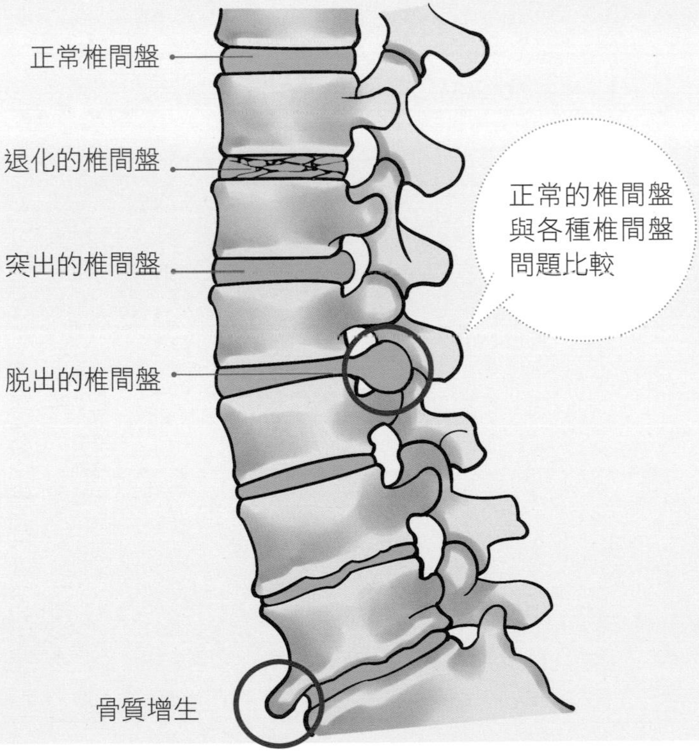

正常椎間盤
退化的椎間盤
突出的椎間盤
脫出的椎間盤
骨質增生
正常的椎間盤與各種椎間盤問題比較

TOPIC 6

“骨盆歪斜、生殖系統循環不良”

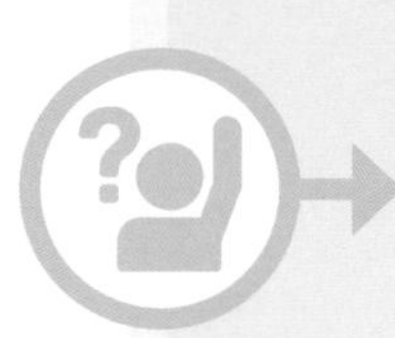

你也是骨盆歪斜的危險群？

- □ 久坐者
- □ 月事不適者
- □ 容易長青春痘者
- □ 性興奮受抑者

骨盆腔保護著我們下腹部重要的器官，除了膀胱、大腸、直腸，還包括女性的子宮卵巢、男性的前列腺。骨盆腔裡的器官靠著繫帶來懸吊，最簡單的概念，容器若傾斜了，繫帶鬆弛了，裡面所裝的物品還能正嗎？

因此，骨盆一旦不正，影響相關的肌肉、繫帶、血管、神經與淋巴管，下腹就會鬆弛無力、易凸出，也易引發腰背的酸痛。而婦科問題與性功能障礙，也跟骨盆不正息息相關。

薦骨上半部

主、副症狀分析評量

☑ 勾選看看，你也有同樣的情況嗎？

主症狀	□ 下腹悶痛腫脹感　□ 小腹突出
副症狀	□ 性興奮受抑制　□ 頻尿　□ 長短腳 □ 失眠

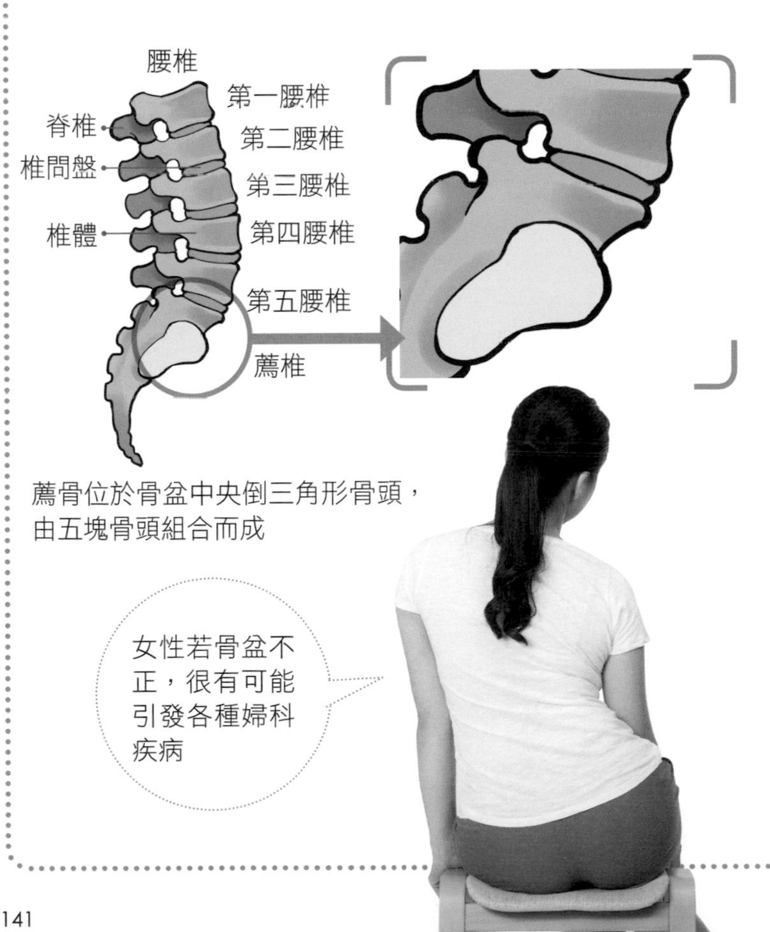

薦骨位於骨盆中央倒三角形骨頭，由五塊骨頭組合而成

基本概念：**腰椎薦骨上半部位置**

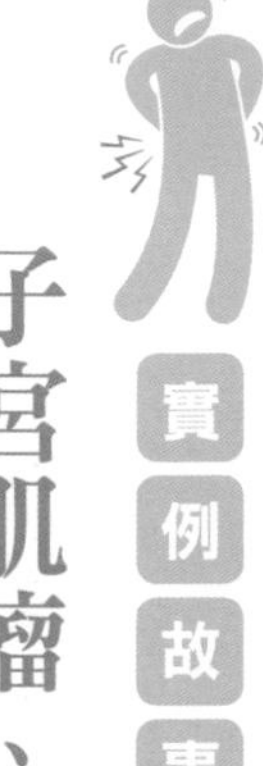

實例故事

子宮肌瘤、子宮內膜異位、生理痛，活生生的婦科代言人？

素芬，是某間公司負責人，45歲。

林蔭大道上，某家法律事務所的大門突然被猛然推開，一個女子衝了出來，漲紅了臉，胸口劇烈地起伏著，她突然在門口停住。還回頭大喊著：「你還敢要贍養費，等著吧！等老娘把孩子生下來，到時咱們走著瞧！」這時，竟下起一場大雨，她愣了一下，但還是甩甩頭，大步跨進雨中。這可不是偶像劇的場景，而是素芬的真實人生。

一人扛起家計，月子也沒能好好做

離婚官司與孩子的監護權，她都不想輸。從懷孕一開始，夫妻倆就已經吵吵鬧鬧，原本都是她一人扛起家計，但隨著孩子即將出世，素芬希望家裡的男主人也能多點承擔與責任，但失望總是取代了期望，她決定靠自己，反正養家也不是第一次了。

所以，即使在懷孕期，她還是努力工作，但離婚官司讓她的心情擺盪，也不注意自己的身體，產後月子也沒空好好做，一門心思只想如何趕緊結束這段婚姻。

產後容易腰酸，各種婦科疾病找上門

好不容易如願了，後來卻變得常常腰酸，尤其生理期來時，就是她最無力感的時候了。其實，早在婚前，素芬生理期來時就經常會痛，只是不會太嚴重。但生過孩子後，尤其近幾年，生理期總是疼痛難耐，連喝水都會吐，甚至痛到快昏倒。

醫生說她有子宮內膜異位，還有肌瘤、宮縮不良、子宮不正，素芬自嘲自己都快成了婦女病的百科全書啦！

最後乾脆動手術將肌瘤摘除，但不知為何，還是經常會痛，特別是當小腹兩側靠近鼠蹊處，又開始隱隱作作痛，且出現被拉扯的撕裂感時，她就知道自己生理期大概隔天就要來了。即使如此不舒服，但她忙得連喊痛都沒時間。

直到有一天，早上準備要下床時，素芬赫然發現自己的腳踩到地面時很痛，連站都站不起來，腿幾乎沒了力氣，趕緊請姊姊來，並帶她去醫院檢查。但並未發現骨頭或組織有異常。

不間斷練習腰椎操，精神、皮膚都變好

看到素芬時，除了焦慮寫滿了臉，她的臀部明顯的一高一低，當透過體勢釋放的調整，讓她的骨盆回正了以後，請她再走走看，素芬開心地說：「咦，奇怪？不會痛了！它去哪了？」

聽說可以練練腰椎體操來幫助骨盆的氣血循環，她不但願意試，而且意志力與執行力幫了她自己很大的忙。透過每天不間斷地練習，一個月後，素芬腳痛的問題完全解除。

半年後，她的鼻頭變得乾淨，而且皮膚也變白了。見到她時，她問：「誒，請問，要怎麼樣身材可以變好啊？」果然是要求好還要更好的素芬。

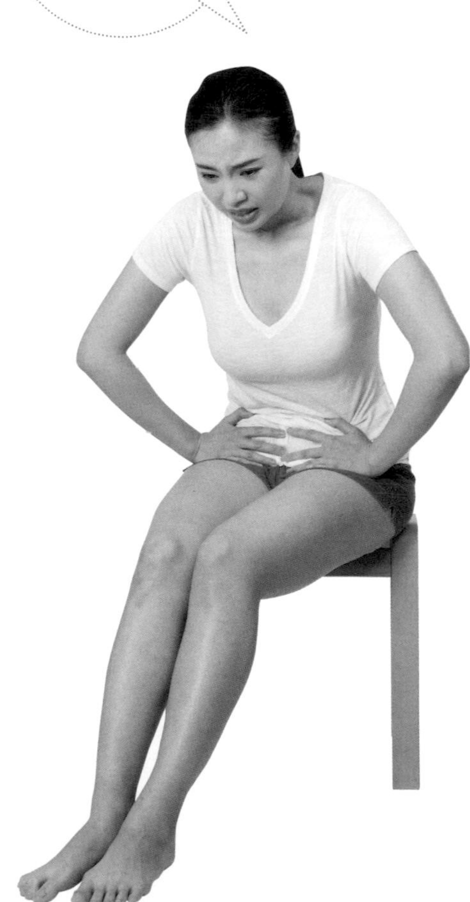

腰椎回正自癒操

薦骨上半部體操：外八懸空法

1 先活動一下雙腳，轉一轉腳踝、動一動腿

START

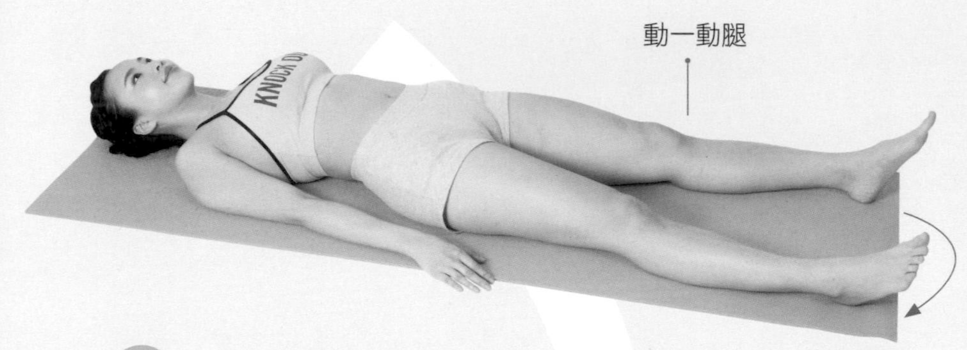

2 準備動作開始，雙手自然垂放在身體兩側，雙腳與肩同寬

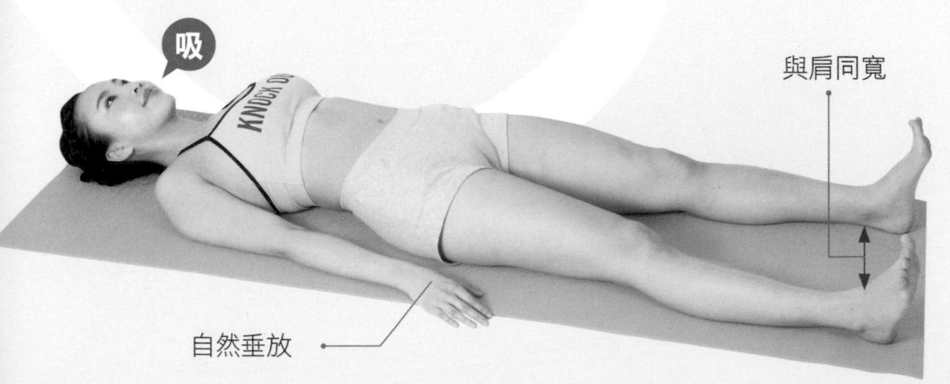

3 先將腳板翹起來，腳板再外八打開平放在床面

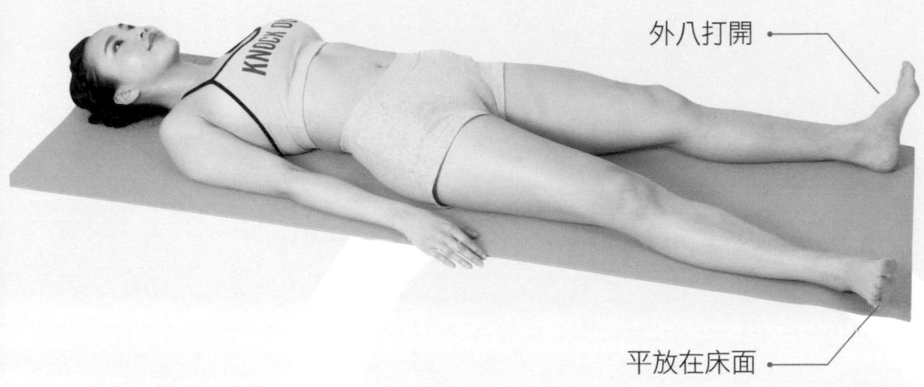

4 先吸氣，再吐氣。

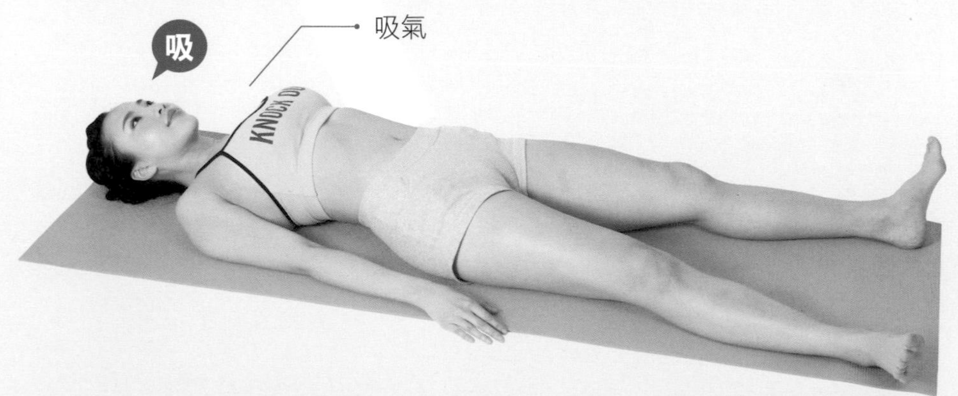

5 吐氣時維持先前的姿勢，將雙腳平行舉起懸空約三十度，維持動作，再次吸氣後，閉息十秒

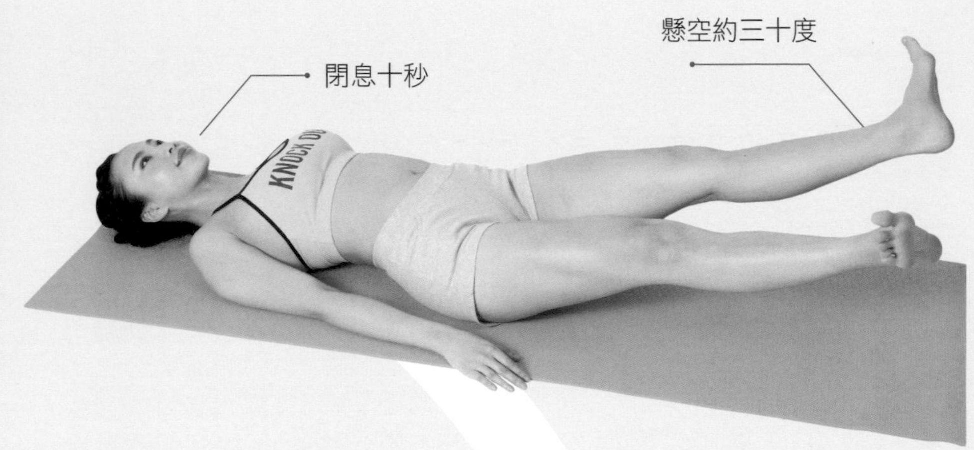

6 十秒後，將腳整個放鬆地掉下，不能輕輕地放下，要瞬間彷彿好像力氣全無般重重落下

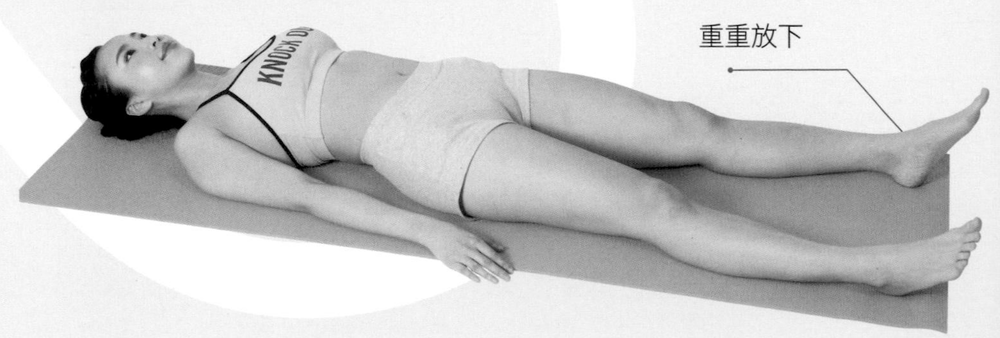

7 完成動作後，休息十秒

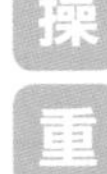

體操重點

薦骨上半部體操：是腹腔要用力

薦骨上半部體操要使用腹腔的力量，才能讓骨盆的靈活度提高

骨盆操時腹腔要用力，所有的肌肉要內縮，自然會將骨盆往內拉，這個動作簡單，卻有很好的強化作用。

當雙腳舉直時，盡量平行舉起，只要抬高至三十度左右即可，不需過高，通常在做這個動作時，若骨盆不正者，

將雙腳舉直，再重重放下，是薦骨上半部體操的要點

其腹背也較無力，所以，舉起時容易抖動，甚至無法抬腿。

調整薦骨上半部，可緩解生理痛，並改善子宮疾病

這個體操動作是為了調整薦骨上半部，也會讓骨盆的靈活度提高，薦骨上半部鬆弛後，人就能放鬆，容易入睡，對緩解生理痛也有幫助。

在骨盆腔的狀況中，真正機能有問題的不多，現代人較常是因為壓力、姿勢不良、循環不佳所引起的。因此，只要透過腰椎操練習，馬上可以發現，身體變輕盈、骨盆活動更靈活，範圍變大，整體的循環也能變好。

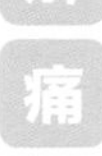

解痛攻略

婦科病、髖關節疼痛，可能是薦骨上半部問題

髖關節痛，可能是腰椎惹的禍！

其實素芬的髖關節問題跟腰椎有關，這是因為內膜異位產生粘連，將卵巢、輸卵管，以及子宮都黏在一起。當鼠蹊部抽痛時，血管會收縮，導致供氧不足，大腿會出現酸痛，類似「鐵腿」的情況，變成肌肉酸痛。

因為血液流不過去，造成血氧不足，才會在某天起床會痛，而無力行走，就像有時我們趴著午睡，因為手臂壓得太久，醒來時手突然沒了力氣一樣。再加上沾黏，旁邊的肌肉也被拉住、夾緊，會壓到骨盆腔裡的大動脈，所以血流不順暢，如此變成惡性循環。

雖然素芬的症狀，不是腰椎直接的問題，但可透過腰椎體操得到伸展，將不舒服的地方牽引拉開。

另外，她的骨盆也是有歪斜的情形，氣血循環不良，讓子宮、卵巢的濡養不足，機能受到影響，因此，如何讓骨盆回正也是重要的課題。

骨盆歪斜的影響

婦科的問題，例如：賀爾蒙失調、內膜異位、子宮肌瘤、腫瘤或骨盆腔發炎等，若歸根究底，最初的起源都跟骨盆腔的氣血循環不良有關，如果我們平日注意到骨盆腔的保養，就能避免疾病的產生。

以素芬的例子來說，因為她的骨盆歪了，使骨盆的鼠蹊動脈往內移動，導致通往子宮的血管受壓而萎縮，而且她的骨盆前傾，拉扯到血管，影響子宮的濡養，也有宮縮不良的情形。所以要先回正骨盆，再去刺激代謝、疏通循環，否則問題會一再重複。

骨盆要回正，薦骨是關鍵

骨盆腔保護著我們重要的生殖器官與系統，正因為重要，所以骨盆的構造非常堅固，以脊椎結構來看，它是重要的地基，以功能性來看，則是包容著重要的生殖系統，這是人類能量重要的寶地，而薦骨更是骨盆的中流砥柱。

薦骨看似是一大塊骨頭，其實共有五塊骨頭所聯合組成。以各脊椎來說，它被賦予更多神秘的色彩，在希臘文的字根中原本就有「聖骨」之意，亦即骨盆的主力結構，牢固地捍衛著身體的中

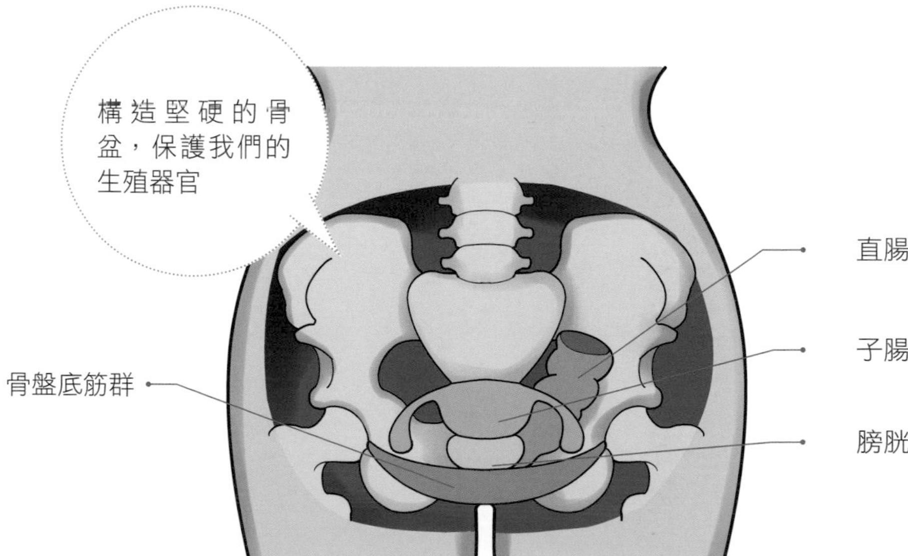

心，與上下力量的承接。薦骨連結著生殖系統，是原始能量的起點。瑜珈的脈輪、氣功的丹田，都是在此範圍。

薦骨若有所偏離，骨盆也會跟著歪斜，於是血液循環不良，神經也受到拉扯，相關的肌肉、韌帶無力，也使得生殖系統相關的內臟，濡養不足、機能漸弱，更別提神經受迫，引發了傳導不順，甚至發炎、疼痛。

薦骨對性功能的影響

薦骨的前方對應位置就有子宮、卵巢，對月經的調節、賀爾蒙的變化，

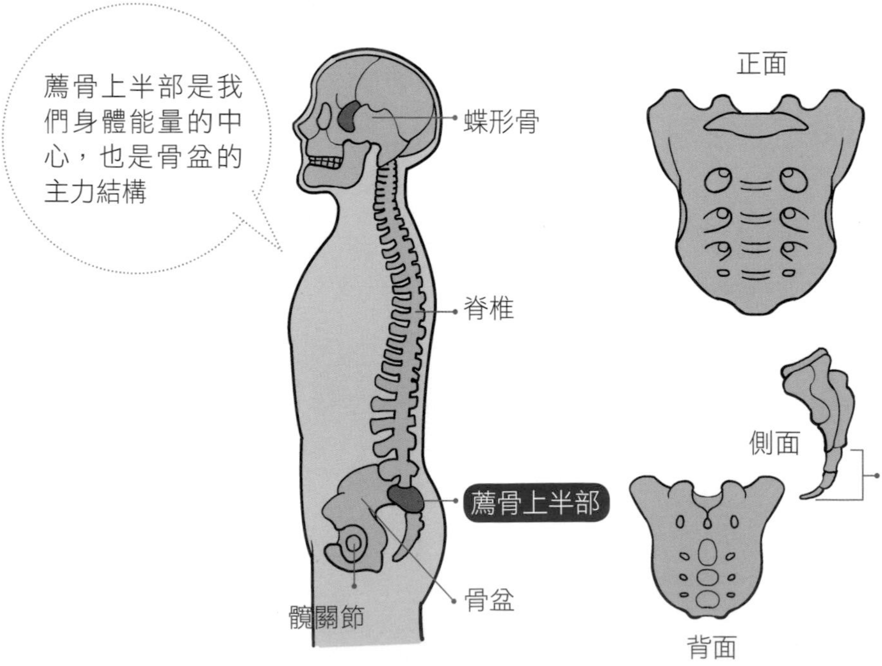

都有舉足輕重的影響。骨盆因偏離或旋轉造成歪斜，會使子宮、卵巢、輸卵管受扭曲，導致婦科問題，如：生理痛、不孕、性交疼痛等。對於男性也容易出現性功能障礙，因為循環不良，內部的濡養已是不足，那還有餘力能滋養外部器官。

先前提到薦骨與骨盆的循環不好，也會影響了性功能，所以骨盆的靈活度也很重要。其實，大多數的人的性功能障礙，都不是機能上出問題而是因為壓力或姿勢不良造成循環不佳！若骨盆的活動範圍變大、血液循環也會變好，相對的許多機能也會提升。

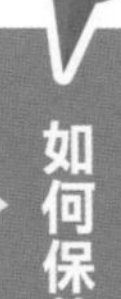

如何保養骨盆

改善循環，是保養骨盆重要的根本，而方法很多，像是泡澡、吃薑、飲食調整、照光等，只要讓身體溫暖、循環變好的事情，都可以嘗試。當然，也能透過本書內的體操來保養我們的骨盆。

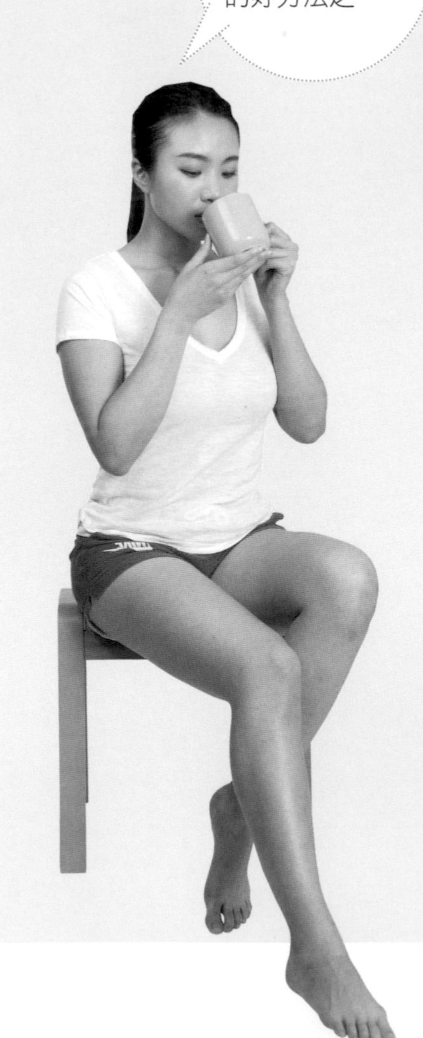

消痛急救法 腳趾下壓再拉

1 坐著，將單腳抬起至另一腿上，雙手先將腳趾下壓

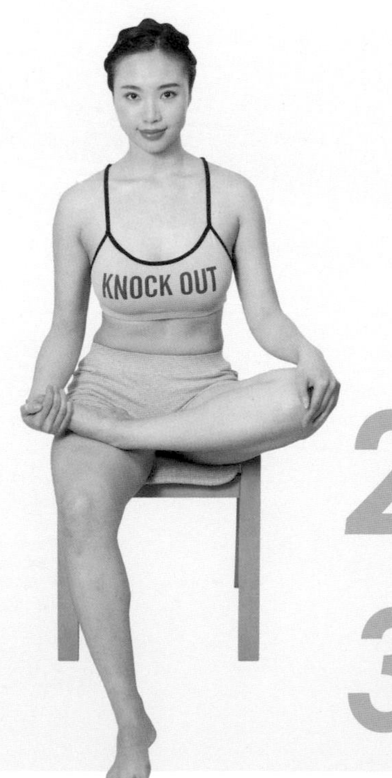

2 再將腳趾向身體方向拉，約十秒。此動作可活化薦骨上半部，也可瘦大腿。

3 左右兩邊各做一次。

TOPIC 7

“骨盆回正、雕塑下半身曲線”

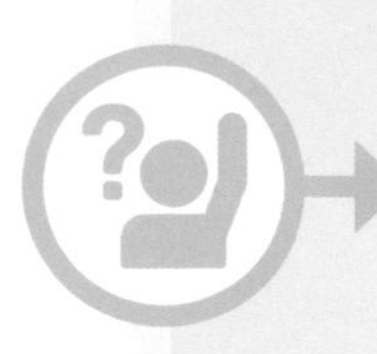

你也是需要骨盆回正的危險群？

- □ 久坐者
- □ 月事不適者
- □ 容易痔瘡者
- □ 性興奮受抑者

真正的正妹，不是臉蛋正而已，最重要的是骨盆要正，身材才會好，氣色也會漂亮，因為健康才是最好的化妝品。

自從開始寫腰椎的書，走在路上時，常會不自覺看著人們的下半身做對照，尤其是女性，無關胖瘦，有人的臀部扁扁的，肌肉都擠到大腿兩側了，還有那怎麼遮也遮不住的小腹，看起來苗條，卻莫名下半身肥胖的年輕女性真的不少，甚至整個骨盆腔歪歪的，還有長短腳的，這些人都不在少數。

薦骨下半部

主、副症狀分析評量

☑ 勾選看看，你也有同樣的情況嗎？

主症狀	□ 性興奮受抑制　□ 經期前緊張
副症狀	□ 下腹有下墜感　□ 肛門有灼熱感 □ 大腿肉與臀部外擴　□ 膝蓋痛

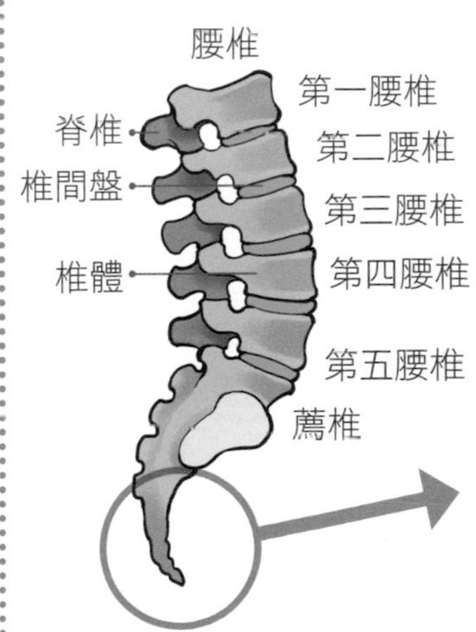

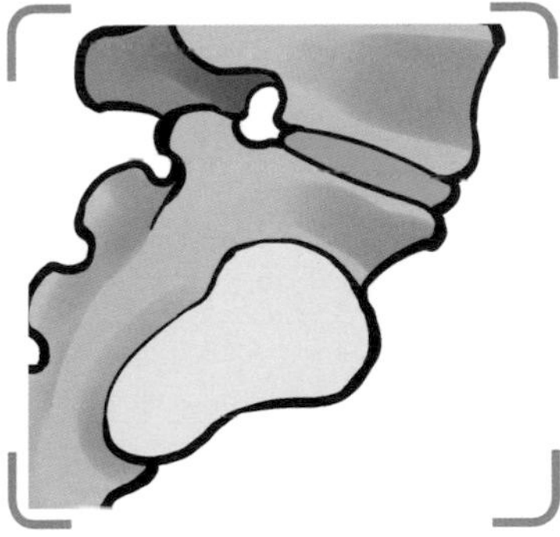

↓基本概念：腰椎尾骨位置

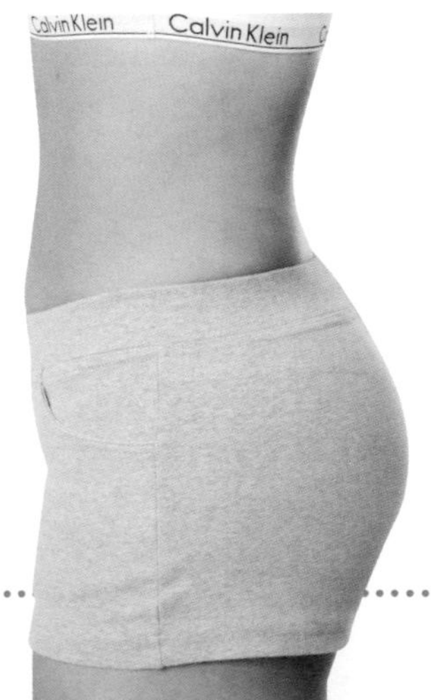

若骨盆不夠正，很容易造成下半身肥胖

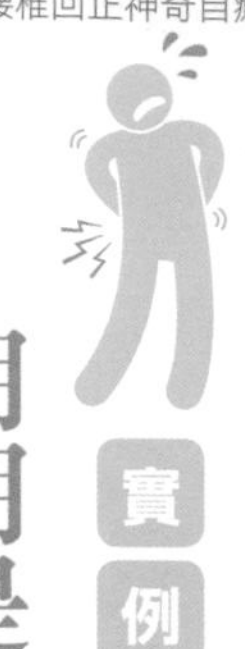

明明是瘦子，小腹卻大到像孕婦

Miss蕭，28歲，從事財務工作，承襲著母親姣好的臉蛋，身材高挑、修長，大大眼睛、錐子臉，皮膚吹彈可破，十足的美人胚子。原本是燦爛的花樣年華，但唯一美中不足的是，她的臉色總是略顯蒼白，看起來不是很快樂。

時常生理痛，瘦子卻有下半身肥胖問題

原來，Miss蕭從初經開始就會生理痛，但比起這個，她更在意的是身材的問題。雖然身形苗條，可是對於下半身的線條，她總是想辦法遮掩，甚至故意穿得寬鬆些。其實，以前她本來就有點小腹，可是特別是最近大半年來，她的小腹跟造山運動一樣，肚臍下猶如半球隆起，與上半身的纖細落差明顯，

看起來特別突兀，而且臀部雖扁，但大腿卻顯得寬，有時她會覺得就像穿了天然的飛鼠裝，這讓她很介意。

於是一點都不胖的她，試了很多方法，減重、節食，甚至餓了好幾頓，但除了頭昏眼花，血糖過低之外，腰部以下的線條依然頑強得很！

找不到合身的衣服，讓自己在戀愛上毫無自信

百貨公司週年慶時，別人早已拎著大包小包的戰利品打道回府，而Miss蕭卻是試穿了好多衣服，還沒辦法決定要挑哪一件小洋裝。她在找剪裁合身，材質飄逸的款式，希望讓自己比較有女人味的衣服。

可是，合身一點的，老是卡著一坨小腹，破壞了整件衣服的線條，如果再大一號，又顯不出身材曲線，有好幾件的衣服愛不釋手卻穿不了。眼看花了大半天，Miss 蕭連一件都挑不出來。

一週後，在對岸工作的男友，要回來參加換帖兄弟的婚禮，忙碌的他還

特別叮囑，治裝費他出，要女友一定得盛裝出席。這樣的場合，不需他提醒，Miss 蕭當然知道，這可是個幫獅子座男友爭面子的好機會啊！

小倆口是異地的戀情，原本就讓她不太有安全感，上回見面已經是三個月前了，當然要讓他驚豔，絕對不能讓他看到這樣的身材啊！但怎麼辦？她只剩下七天的時間！

長短腳，靠腰椎體操就輕鬆解決

看到一個美女卻認為自己醜到爆，還一副愁眉苦臉，天快塌下來的模樣，我實在不忍。

問她是否有注意到自己的長短腳現象，還有臀部一邊大一邊小？她搖搖頭。於是，我請她兩腳成一直線，前腳弓、後腳伸直站立著，她卻搖晃得厲害，得扶著牆才能站穩。果然，Miss 蕭的骨盆不正，整體的循環也不好，這也可以說明為何年輕的她飲食沒有過量，身材瘦瘦的，卻成了小腹婆，還有該留在臀部的肌肉卻被擠到兩旁。

於是，帶著她做了腰椎體操，完成後，她發現雙腳回復等長，而且牛仔褲管當下竟然變鬆了，小腹也消了一些！

「這怎麼可能？」文靜的她都顧不得形象，樂得轉來轉去，笑容甜美裡還帶著一絲放心。體勢釋放的結果，讓她信心大增，說要回去持續練習。一週後，她 line 了一張與男友在婚宴上的合照：穿著合身的洋裝的 Miss 蕭，笑得好燦爛。

翹腳容易造成骨盆不正，進而影響下半身的健康

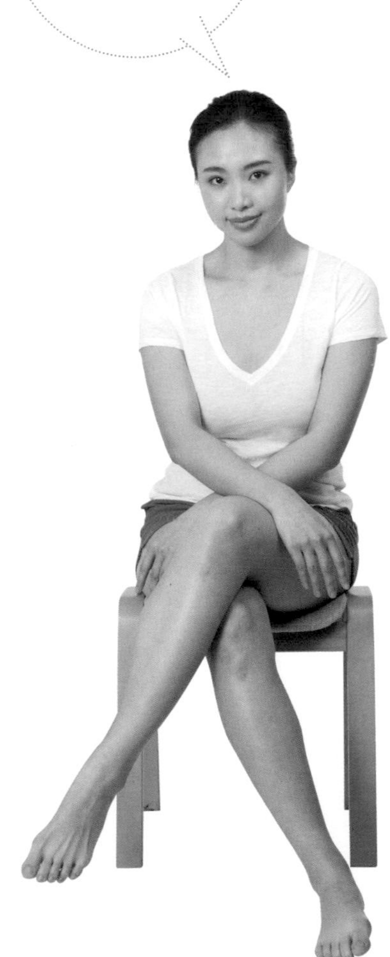

腰椎回正自癒操

薦骨下半部體操：屈膝提臀法

1 雙手自然放在身體兩側，兩膝併攏

START

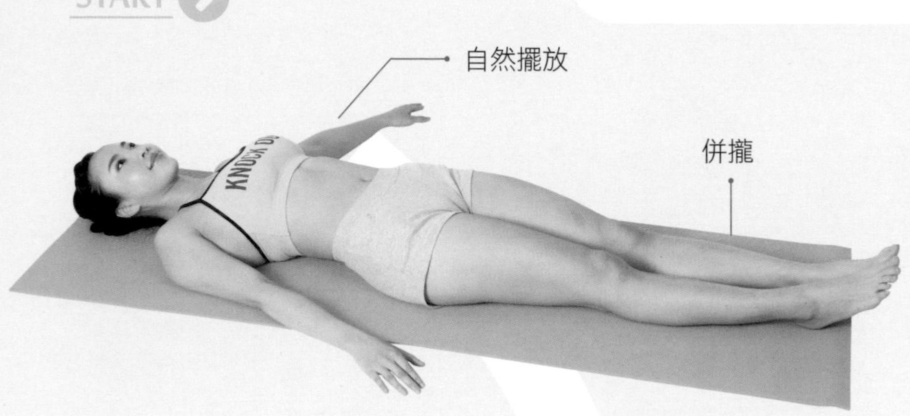

2 屈膝縮提起來，腳掌抵著床面

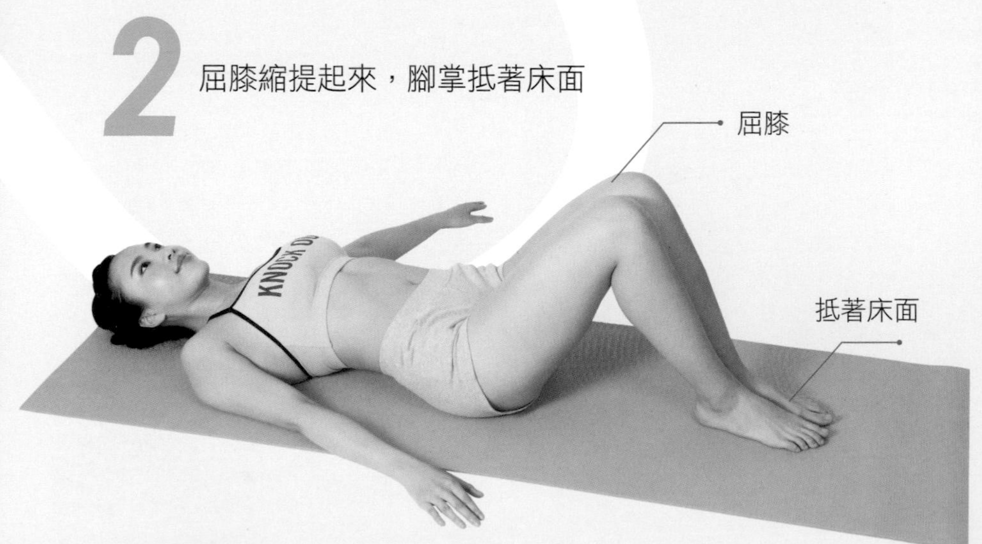

3 先吸氣，再吐氣

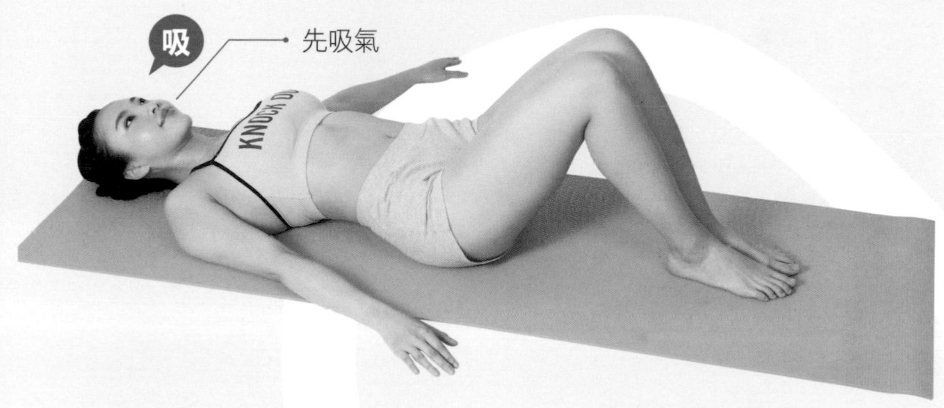

4 吐氣時，將腰臀整個抬高，腹部有點拱起來的樣子

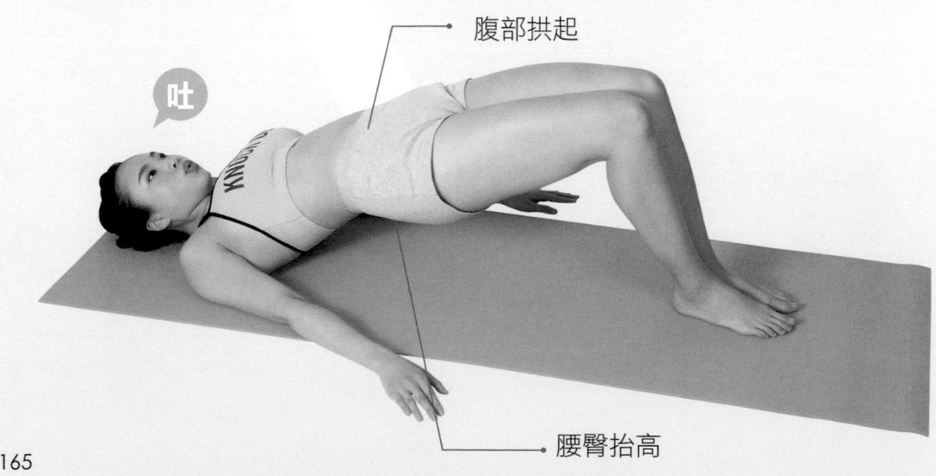

5 維持此姿勢，再次吸氣後，停息十秒

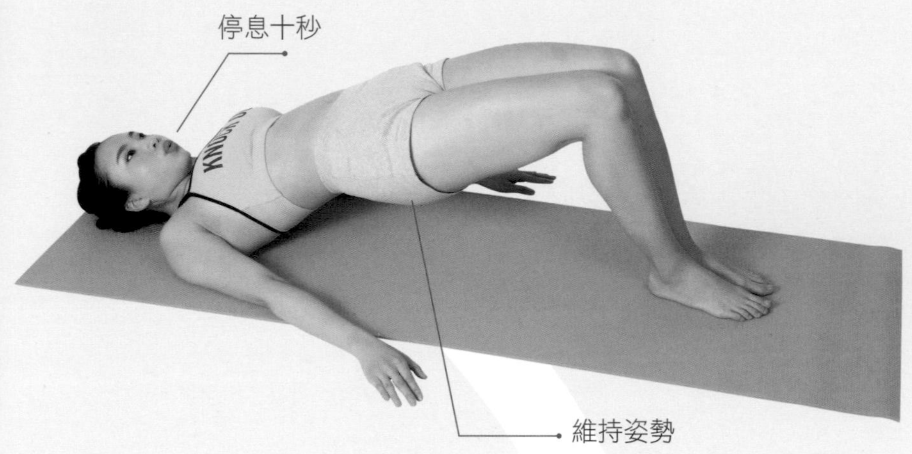

6 完成動作後，將腰臀放回床上，放鬆身體，自然呼吸

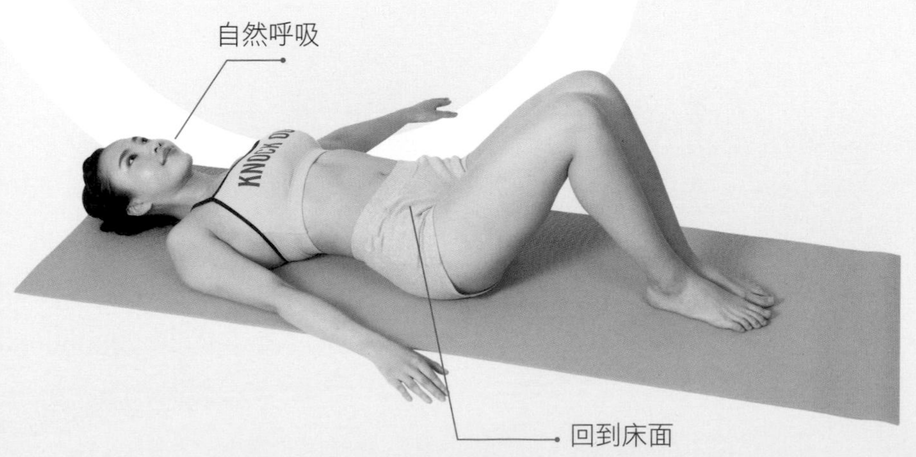

體操重點

薦骨下半部體操：是骨盆調正

在做薦骨下半部體操時，記得要把雙腳併攏、屈膝，在將腹部與臀部抬高時，讓肚子能多凸就多凸。

鬆開坐骨神經的薦骨下半部體操

此動作的抬臀動作，可將坐骨神經鬆開，是比較緩和的骨盆調正方法，所以，在練習體操動作時，肚子

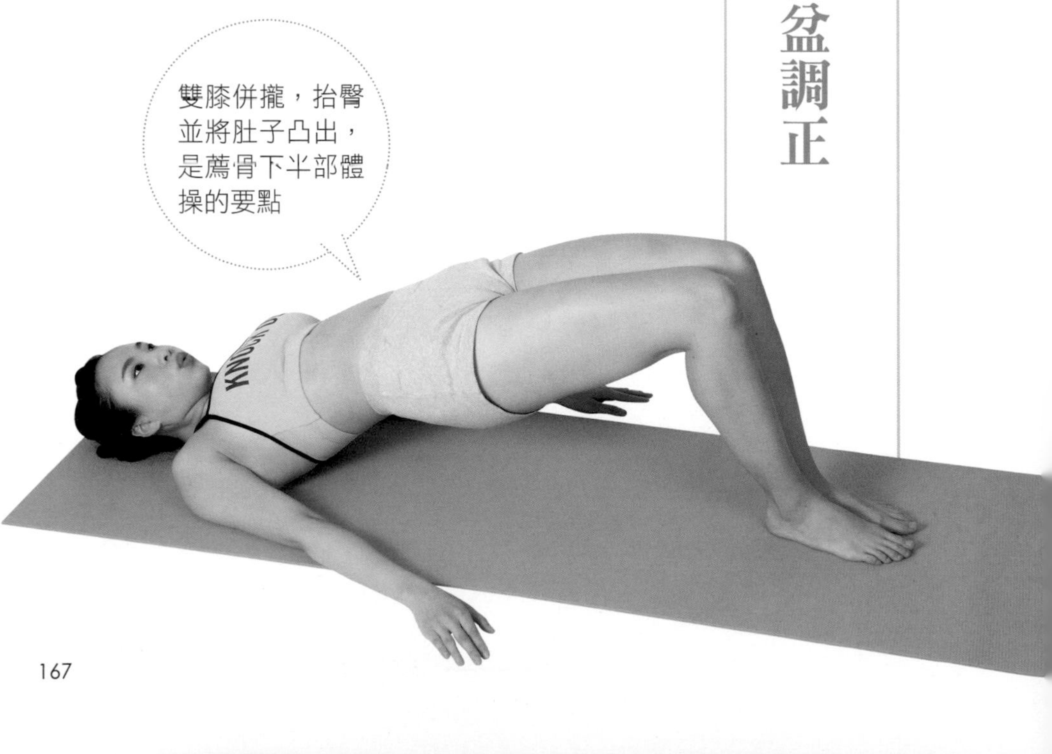

雙膝併攏，抬臀並將肚子凸出，是薦骨下半部體操的要點

要盡量拱起來，這樣才能將坐骨神經完全拉開。

腰椎第四椎的體操可以瘦腰的兩側，讓腰的曲線重出江湖，而薦骨上半部與下半部的體操則是撫平小腹，讓自己不再當爆發「腹」。

鍛鍊薦骨下半部也跟男性的勃起長度、女性陰道緊實有所助益。

薦骨下半部的神經若過於敏感會早洩，過於遲鈍會冷感。薦骨下半部也會影響個性，要是偏了或歪了，會變得沒有自信，心情容易鬱卒。所以，我們可以運用體操來改善薦骨下半部周邊與骨盆腔整體的循環，讓神經的反應也趨於穩定。

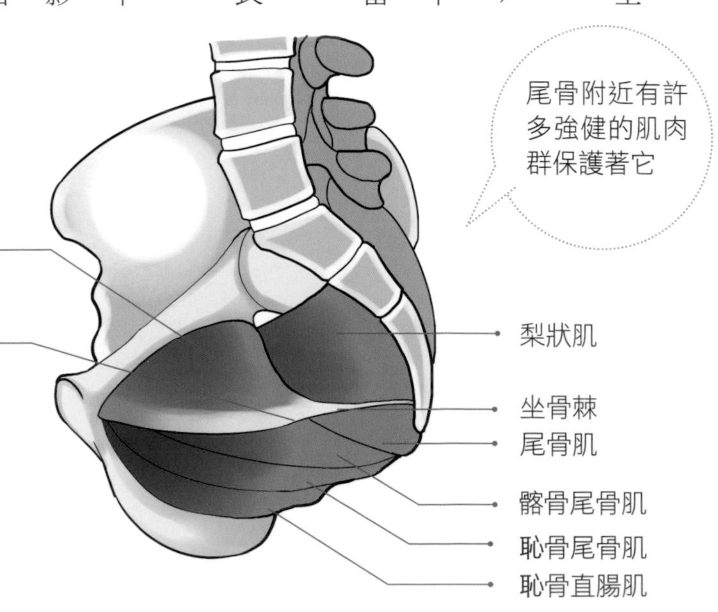

解痛攻略

拋開小腹婆的稱號，讓自己活得更有自信

小腹是女人身材的照妖鏡

胸部可以靠魔術內衣擠一擠，臀部可以透過衣服遮一遮，但小腹真的不容易，通常是愈想掩蓋愈明顯，很多人減重的經驗中，最快瘦下來的，反而是胸部，但小腹依然故我。那麵團似的完全不受控管的即興線條，時常大肆喧嘩著！

它為何如此頑強？一定有人會恨不得拿根擀麵棍，看看能不能像麵皮一樣把它壓平。驚人的，是不論燕瘦環肥、年齡大小，許多人已經不只是小腹婆，而是「爆發腹」了。

為什麼有小腹

對於小腹，大家容易聯想到胖、油脂多，或是上年紀的人新陳代謝變慢，導致脂肪囤積，這是其一，也有的是生產過後還來不及消退，但也有很多人年紀輕輕，瘦瘦的，卻依然有遮不住的小腹。

先從生理構造的角度來說吧！女性胸部大，易用胸腔呼吸而不是腹部，平常也較少運動到腹腔，即使躺著也容易用胸腔呼吸，而男性躺下來較易用腹式呼吸，腹腔蠕動較佳，所以，女性小腹比較容易變大。通常男性如果瘦下來，小腹也會跟著變化，所以男性通常會是肚子大，小腹還好。但女性不然，即使四肢纖細，依然有可能出現小腹婆的情況。

還有，若經常讓腹部處於受到風邪影響，循環不好、機能不佳，因為這裡有重要的器官，為了保護它們，身體只好調動更多的油脂來包覆此處。所以，有小腹的人，千萬別先急著怨嘆，這可是我們的身體用心良苦啊！

另外，因為生產導致賀爾蒙改變，造成韌帶鬆弛，會使薦骼韌帶扭傷，生產後需要三至四個月，或更長時間來恢復原本狀態。你知道嗎？即使有人生子都已經是多年前的事了，骨盆腔還是沒回正過。

薦骨下半部 vs. 身材：骨盆回正，可以翹臀、瘦大腿、消小腹

男女的骨盆大不同，女性的骨盆是活動的，這也跟生產的需求有關。男性的骨盆較小，且是固定的，一般來說，女性的骨盆不正的機率高於男性。

若男性有姿勢不良、意外撞擊或受寒，也會有骨盆循環不良的情形，對生殖系統同樣有重大的影響。而身材線條好不好、是否翹臀，大腿肉不會往外擠等的下半身曲線，大多可以從骨盆的保養與鍛鍊來著手。

骨盆不正，會影響到骨盆的血液循環

骨盆正的話，小腹會瘦、變得平坦。有人很瘦，小腹卻很大，這跟骨盆腔的氣血循環有關，因為骨盆歪了，就會影響到相關的血液循環，就連神經

傳導都會受到影響。

小腹常見的形狀，一種是游泳圈形式，一種是半球體，當然也有買一送一，兩者兼具者。游泳圈式的通常跟腰椎尤其第四椎有關，因為此處也是所謂的帶脈所在。若是半球體的小腹，就跟骨盆不正有關。

長短腳也是骨盆不正的警訊之一

想知道自己是否有骨盆不正的問題，最簡單的方式先觀察自己的雙腳，看看是否有長短腳，左右腿是否大小不一。骨盆的問題，會影響到步態，走路容易歪向一邊、骨盆腔不正的人，肚子較容易凸出，而此時腰後與膝蓋最受力，因此，

男性與女性的骨盆構造不同，是女性較易骨盆不正的原因之一

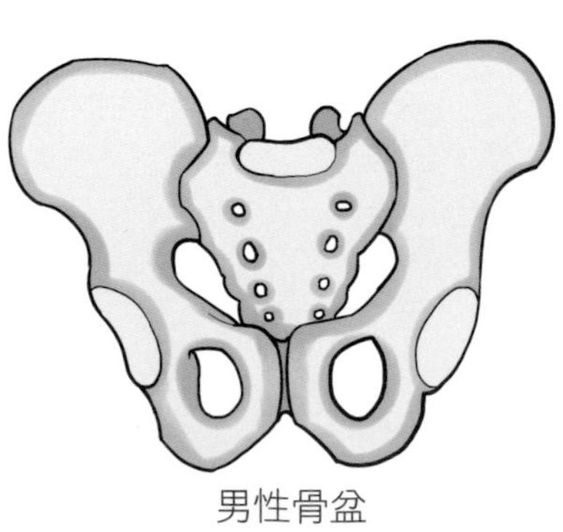

男性骨盆

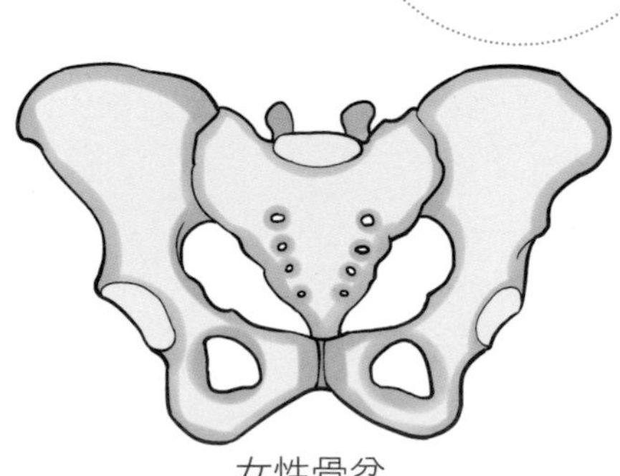

女性骨盆

走路時肚子容易凸出的人，日後比較會有退化性關節炎的問題。這時，只要能讓骨盆腔回正，膝蓋問題也能解決。

骨盆不正的影響

有許多人不知道自己有骨盆不正的問題，或甚至身體出狀況卻不知道，為什麼？其實，骨盆不正的問題很多，例如：腸骨高低不一；臀部大小邊、臀部容易後推；長短腳；踩下去的足痕、腳用力的方式也不同；兩腿一隻大、一隻小等，其實都是骨盆不正造成的。

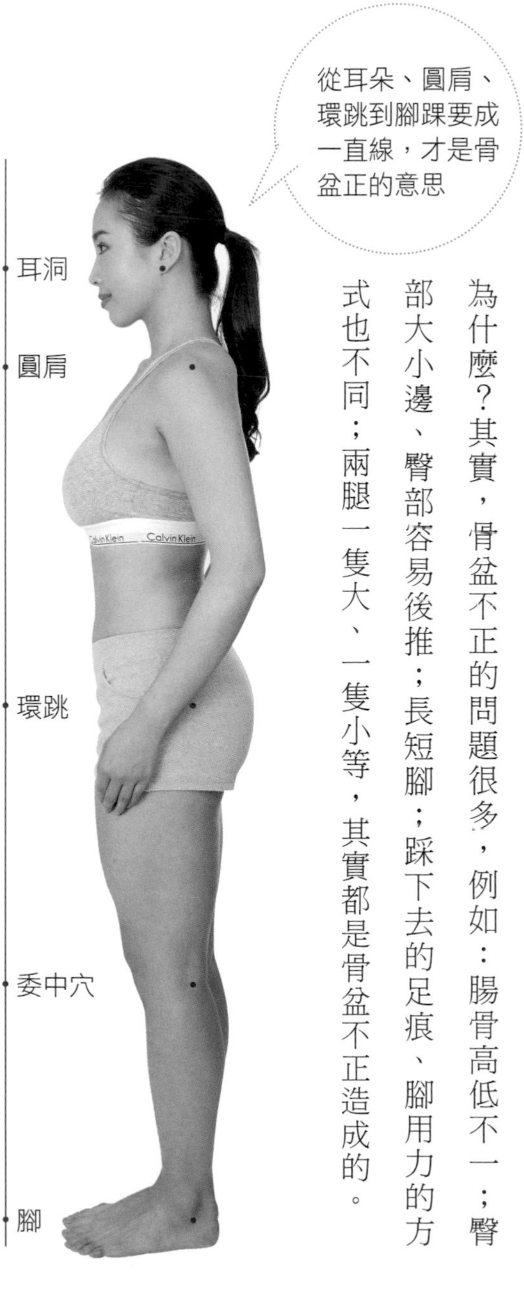

從耳朵、圓肩、環跳到腳踝要成一直線，才是骨盆正的意思

耳洞
圓肩
環跳
委中穴
腳

消痛急救法　光腳墊腳尖

光著腳丫，墊起腳尖持續一分鐘

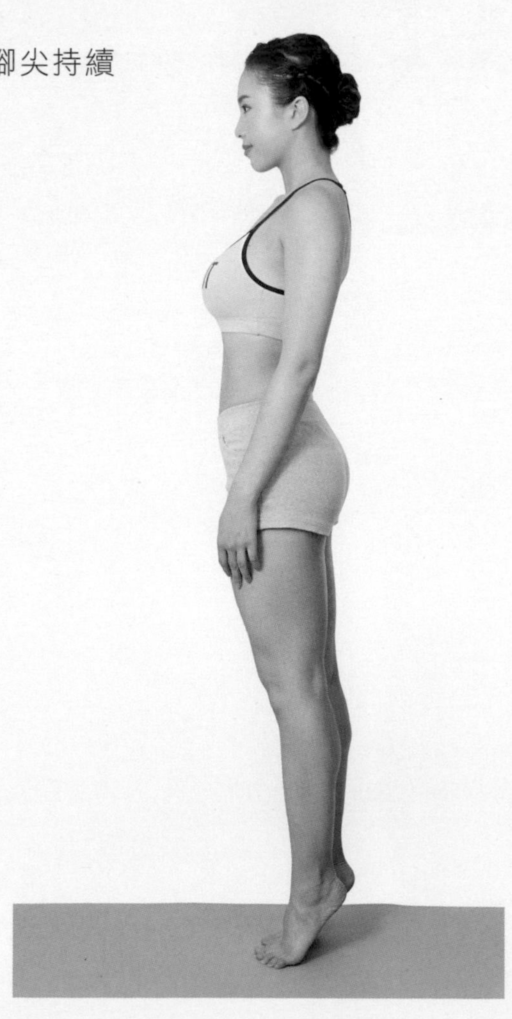

第四章

溫灸與貼紮

第一椎

溫灸的重點是：關元穴與中脘穴

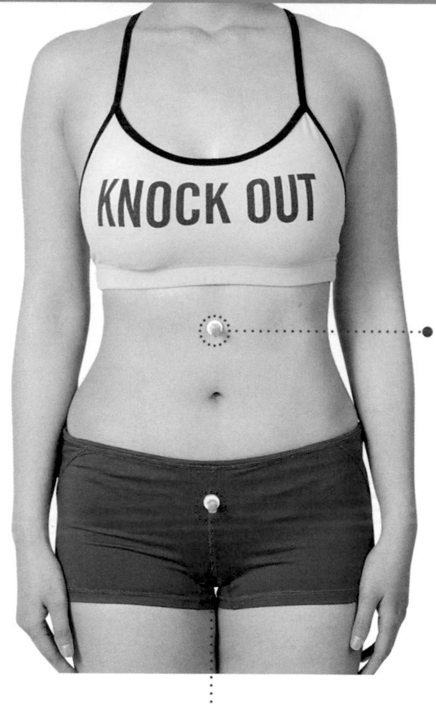

中脘：胸骨到肚臍的 1/2 處

關元：先找到肚臍至恥骨的中點，從此點到恥骨的中點位置

第二椎

溫灸的重點是：關元穴與水分穴

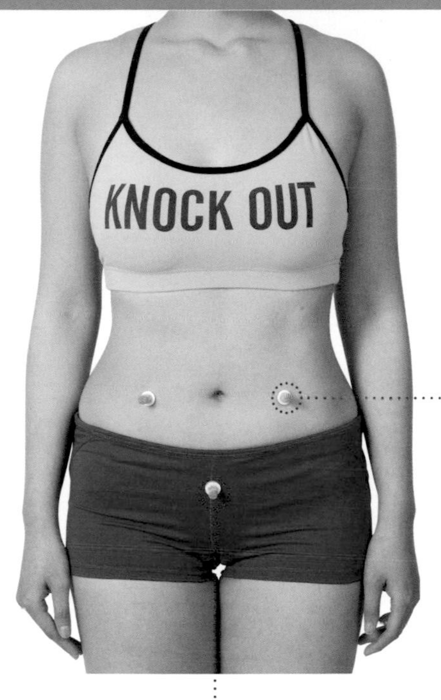

水分：肚臍兩旁四寸，約四指寬

關元：先找到肚臍至恥骨的中點，從此點到恥骨的中點位置

第三椎

溫灸的重點是：關元穴與天樞穴

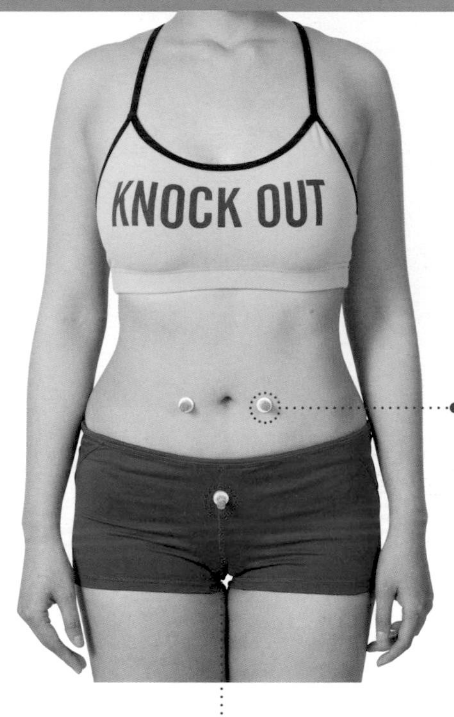

天樞：肚臍旁二寸處（約二指寬）

關元：先找到肚臍至恥骨的中點，從此點到恥骨的中點位置

第四椎

溫灸的重點是：關元穴與足三里穴

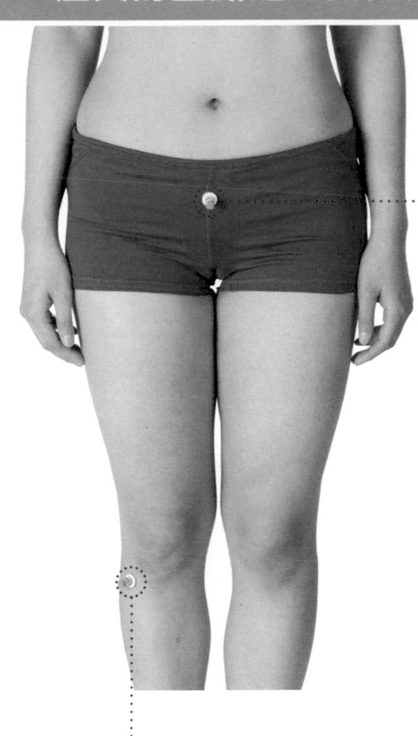

關元：先找到肚臍至恥骨的中點，從此點到恥骨的中點位置

足三里：脛骨上來到底處（約一橫指處）

第五椎

溫灸的重點是：關元穴與委中穴

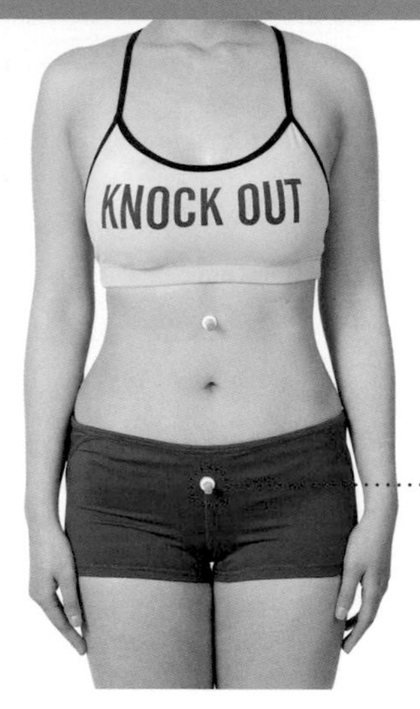

關元：先找到肚臍至恥骨的中點，從此點到恥骨的中點位置

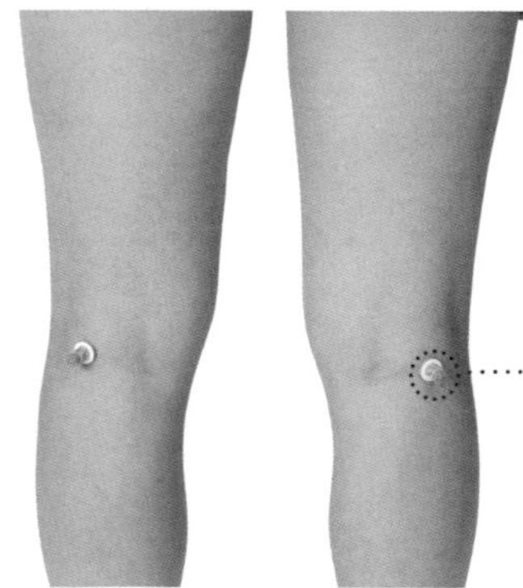

委中：膝蓋正後方的中心點或凹陷處

薦骨上半部

貼紮的重點是：腳盤前端兩塊骨頭的位置

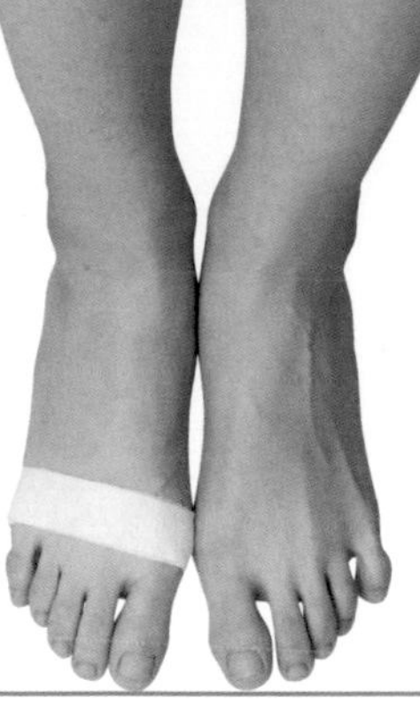

薦骨下半部

貼紮的重點是：可貼腳跟至腳踝處

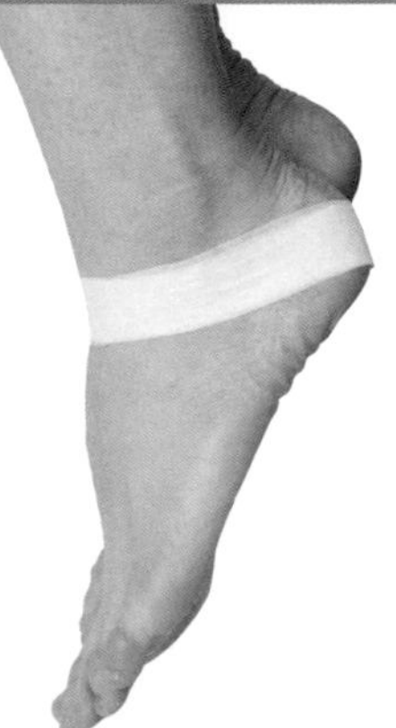